松岡博子
アピア均整院院長

「治る力」をググッと強くする本

疲労感・痛みは隠れた病気のサイン

さくら舎

はじめに——からだは自分の力で治っていく

私たちのからだは、生まれながらにして、みずから病気に打ち勝ち、治《なお》ろうとする「自然治《ち》癒《ゆ》力《りょく》（ホメオスタシス）」をもっています。だから、きっかけさえつくれば自分の力で元気になれるのです。

毎日、治療院を訪れる多くの方と接していると、「人間のからだは自分の力で治っていくのだ」とつくづく実感します。私たちのからだは、偉大な自然の産物なのです。いまある病気のほとんどは、自分の力だけで治せるものと信じています。

この本でご紹介する身体均整法《しんたいきんせいほう》は、背骨や骨盤《こつばん》のゆがみを直し、全身の姿形のバランスを整えることによって、自然治癒力を高めます。自然治癒力は、バランスのとれた姿形に備《そな》わるからです。

どこかに不調があったり、病気にかかっていたりすると、私たちのからだには必ず何ら

かのゆがみが生じます。ゆがむ場所は脊椎《せきつい》だったり、手足の骨だったりしますが、それを見つけることで、からだのどこに問題があるかを判断することができます。そして、**ゆがみを改善すれば、不調は改善し、病気も治癒に向かいます。**

軽い風邪くらいなら、ゆがみを改善するようにストレッチするだけで病気が楽になり、快方に向かいはじめます。**ストレッチで、自然治癒力がはたらきはじめる**のです。

重篤《じゅうとく》な病気の場合はそれほど簡単にはいきませんが、毎日、根気よくメンテナンスすることで、病気と闘おうとする力が高まります。

からだのゆがみを矯正《きょうせい》し、姿形を整えるためには、運動するのがいちばん有効なのです。簡単な運動だから、誰にでもできるし、自分ひとりでもできます。

運動をしてゆがみを矯正することは、骨そのものの形を変えることではなく、ここでのポイントとなるのは、筋肉です。とくに、骨と骨をつないでいる筋肉＝靭帯《じんたい》が背骨や骨盤を支え、姿形をつくっています。

からだ全体の靭帯が若々しく強靭で、関節が柔軟であれば、骨格のゆがみが少ないバランスのとれた姿形になります。内臓の不調もなく、血液やリンパ液がスムーズに流れている状態です。

生きていることは、動いていること、つまり筋肉が動くこと。筋肉が動くということは、関節が柔軟で、骨格にゆがみがなく、血液やリンパが体内をどんどんかけめぐるようなからだになることです。

弱った筋肉では正しい姿形を維持することができません。からだを自由に動かすことができないため、手足の動きが小さく、ぎくしゃくとし、機敏な動作ができなくなります。年をとると、若い頃と同じように歩いているつもりなのに、脚が上がらなくなったり、歩幅が小さくなってしまいます。

大きな動きができなくなったからだはますます弱くなり、神経系統も衰《おとろ》え、全身の骨格がゆがんでいきます。心臓をはじめとする内臓も筋肉でできていますから、内臓機能がしだいに衰え、老化ということになります。

筋肉は年齢とともに衰えやすい器官です。放置すれば、どんどん老化してしまいます。でも、ありがたいことに、筋肉は鍛《きた》えやすい器官であり、年齢制限なく発達するのです。鍛えれば、筋肉を若返らせるだけではなく、全身のバランスを整えて丈夫なからだを取り戻すことが可能です。

ただし、身体均整法でいう「鍛える」とは、あくまでもバランスのとれた姿形をつくることが目的。体操や運動を行うのもそのためですから、表面の筋肉だけを発達させたり、全身の姿形のバランスが崩《くず》れたりするようでは意味がありません。

中高年に人気のスポーツといえば、まずゴルフがあげられますが、ゴルフのスウィングではからだの片側の筋肉しか使いません。そのため、ゆがみを悪化させる可能性がありま す。テニスやボウリングなども同じ。筋トレなどで鍛えすぎるのもバランスの考えからはよくありません。からだ全体の動き、強さ、形のバランスを考えなければいけません。

この本でご紹介する均整体操は、あくまでもからだのゆがみを改善し、自然治癒力を高めようとするものです。専門の施術師《せじゅつし》が行えば1回の調整で驚くほどの効果が上がることもありますが、本書ではなかなか施術院に通えない方のために、自分でできる簡単な体操や矯正法をご紹介していきます。

ゆがまない生活を実践し、ゆがんだら直す方法を覚えていただきたい。それが、本書の目的です。

松岡博子《まつおかひろこ》

◆目次

第2章　放っておいてはいけない不調をなくす法

第3章　病気になってもしっかり治す法

「治る力」をググッと強くする本

――疲労感・痛みは隠れた病気のサイン

第1章　いち早く病気の芽をつむ第一歩

からだがサインを出している

どんな病気も予兆がある

どんな病気も、突然に起きるわけではありません。突然、襲いかかってくるように思えても、何らかの予兆《よちょう》があるものです。

ご存じの方も多いと思いますが、脳梗塞《のうこうそく》の発作を起こす前には、まっすぐ歩けないとか、言葉を発しにくいといった初期症状が出ます。でもほんとうは、**初期症状が出るさらに前に、別のサインが出ている**のです。

左右の肩の高さが違うのもその一つ。左肩が右肩より高くなっています。その他にも、足首がそらないとか、左腕がだるい、首が回らない、ときどき頭が痛いことがある。これらはすべて脳梗塞の予兆、つまりサインです。初期症状が出るかなり前から「気をつけないと脳血栓《のうけっせん》になりますよ」という警告ランプは点灯していたのです。

「ただの風邪」だって、よくよく思い返してみれば、何らかのサインが出ていたはずです。

背中が痛いとか、脚がなかなか温《あたた》まらないとか、下痢《げり》をしたとか、甘いものが食べたくてしかたがなかったとか。風邪をひく前に、ウィルスがからだに入りこむ下地はつくられていたのです。

それらのサインを察知して早い段階で対処していれば、もしかしたら風邪をひかずにすんだかもしれません。一日温かくして、早く寝るだけですんでいたかもしれません。

病気のサインを敏感に察知して、適切に対処できるか、できないか。そこが肝腎《かんじん》なポイントなのです。サインをきちんとキャッチして、それなりの対処をすれば、まわりの人がみんな風邪をひいてもうつらない人になれます。

日本人には腰痛の悩みをもつ人がたくさんいますが、たとえばぎっくり腰にもサインがあります。

ぎっくり来る前に、おなかの調子が悪くなります。思い出してみれば、１週間ぐらい前から食べすぎや深夜の飲み会が続いて疲れ気味だったり、下痢が２〜３日続いていたりするはずです。下痢をするのは、骨盤《こつばん》内が冷えて動きが悪くなっているため。

腰椎《ようつい》を支える大腰筋《だいようきん》や腸骨筋《ちょうこつきん》も硬くなっています。だから、ちょっとねじれた動きにも耐えられず、異常緊張を起こして動けなくなってしまうのです。

ぎっくり腰のつらさは経験者にしかわからないでしょうが、息が詰まるほど痛いのですよ。ぎっくり腰になったら、とにかくじっとして、痛みが治《おさ》まるまで耐え忍ぶことしかできません。

仕事も休まなければなりません。無理して出かけても、治癒《ちゆ》を遅らせるだけ。まず3日は動けないでしょうし、痛みが完全に消えるには1ヵ月はかかるでしょう。

そんなことにならないためにも、サインを察知し、早めに対処することが大切なのです。下痢が長引くときは、消化のよい温かいものを少しだけ食べる、もしくは絶食してもいいでしょう。そして、暖かくして早く寝ること。

これを2日続ければ、下痢は止まります。つまり、ぎっくり腰にならないですむはずです。

「からだの声」は微妙で個性的

最近、ある方から脳腫瘍《のうしゅよう》の手術をした話を聞きました。10年ぐらい前、「私って顔はいいけど、頭が悪いのよね」とよく冗談《じょうだん》のようにおっしゃっていました。ときどき頭がキーンと締めつけられるように痛くなるけれど、すぐ直るので、あまり気にしないで過ごしていたようです。ところが７～８年たち、痛みが長引くようになって受診したら、腫瘍が見つかったのでした。

幸いにも手術は無事にすんで、いまはお元気です。でも、10年前の頭痛が脳腫瘍と無縁《むえん》だったとは思えません。おそらくその頭痛は、からだのゆがみから来ていたものです。まだ腫瘍はできていなかったでしょうが、**腫瘍のサインは出ていた**のです。そのときに対処法を知っていたら、腫瘍にまでならなくてすんだかもしれません。

病気になる前に、病気の下地はつくられています。早めにその変調に気がつき、それなりの対処ができるといいですね。そのためには、自分のからだがいま、何を欲しているのかを知ること。つまり、「からだの声」を聴《き》くことです。

からだの声を正確に聴きとるのは簡単なことではありません。たとえば「今日は休みたい」という声が聞こえたとしましょう。でも、その声がはたしてほんとうにからだの声なのか、それとも単なる怠《なま》け心なのか、聞き分けるのはかなりむずかしいと思いませんか？

いま私たちが生きているのが昭和初期の時代で、朝は日の出とともに起き、日が沈むと家路につく、そんな暮らしをしているのであれば、自分のからだの声に素直に耳を傾け、疑いもなく信じられそうな気がします。でも、現代社会は違います。

夜は12時過ぎまで動きまわり、寝る直前に食事、朝日を見たことがないという人だってたくさんいます。仕事といってもからだを動かすようなことはなく、寒ければヒーターの前で丸くなり、夏はクーラーの風にあたりすぎてかえって風邪をひく。こんな暮らしをしていると、からだが何かを伝えようとしても、ほんとうに自然の声を発しているのかどうか、いまひとつ信じられません。

昔の人々は、大病をしたらそこでもう人生が終わりでした。だから、「自分のからだは自分で守る」という意識が強かったはずです。

病気にならないようにいつも気をつけ、不調を感じた段階で何らかの手を打つ方法をたくさんもっていました。からだの休め方や温め方、食事のとり方まで、からだの声に沿うように工夫しながら生きてきたのでしょう。

そうした知恵や工夫が、さまざまな養生法《ようじょうほう》、ツボや薬草などの療法として親から子へと伝えられてきたのです。

医療が高度に発達した現在、私たちの平均寿命は大幅に延びました。いまはむしろ、寿命を延ばすのではなく、いかに生きるべきかを考える時代です。

そもそも、からだの調子を画一的な数字データで判断しようとするほうが変でしょう。おしなべてみんなが一緒のわけはありません。私たちはひとりひとりが別のからだと心をもつ人間なのです。からだの声はもっと微妙で、個性的です。数字になって表れる前から、私たちのからだは、サインを発してくれています。私たちに何かを伝えようとしているのです。からだの声を聴くことこそが、自分らしく生きる最善の方法でしょう。

身体均整法は健康チェックの知恵や方法の宝庫

この本でご紹介するメソッドは「身体均整法」という手技療法です。この療法は60年ほど前に、民間療法を新しい医術として確立しようと奮闘した亀井進《かめいすすむ》先生によってまとめあげられました。からだの状態を均整に保つ、いい換えればバランスを整えることで、さまざまな不調や病気を防ごうとするところに大きな特徴があります。

亀井先生は、人間のからだの姿勢から健康状態を知ることが可能と考え、そのための方法と理論を研究しました。ですから身体均整法には、からだの状態を見て健康をチェックする知恵や方法がたくさん含《ふく》まれています。

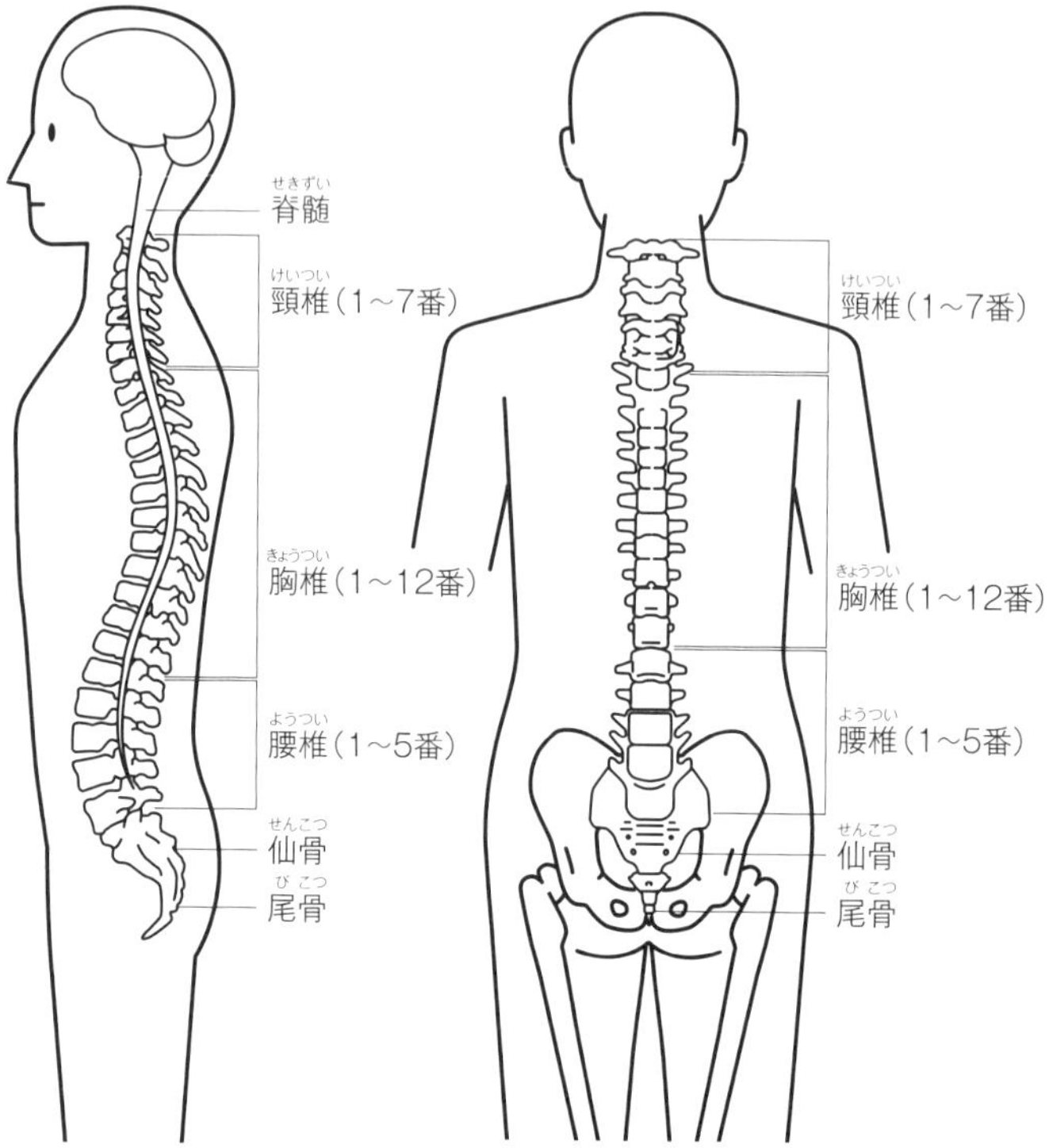

図1　ゆがみのない背骨と骨盤

骨盤のバランスの「よい、悪い」からはじまり、骨盤と肩甲骨《けんこうこつ》のバランス、骨盤と頭蓋骨《ずがいこつ》のバランス、手と脚のバランス、筋肉のバランス、気血水のバランス、陰と陽のバランスまで。健康体で生きるために、からだ全体のバランスを考えるのです。

バランスが大切なのは、体内だけではありません。からだの外にも、バランスはあります。社会との関係にも、季節との関係にも、私たちのからだは反応します。感情にも反応します。

喜怒哀楽の感情は私たちの顔の表情を変えるだけでなく、血流やリンパの流れも変えます。それどころか、脊椎《せきつい》の状態にも影響を及ぼします。なにしろ、脊椎の状態の変化を見て、その瞬間の気持ちの変化を知ることさえ可能なのですから。

からだの声は、私たちのからだのいたるところから出ています。それらのサインを敏感にキャッチし、早めに対処し、改善すれば、病気にならないですみます。また、病気になったとしても、私たちのからだが本来もっている免疫力《めんえきりょく》を最大限に発揮すれば、病気と闘い、健康を取り戻せます。そういうからだをつくることができるのです。

サインは意外なところに出ている

身体均整法では、からだの姿形、つまり背骨や筋肉の状態を調べることで、検査ではわからないサインやまだ数値になって表れないサイン、つまり「サインの前のサイン」を見つけることができます。

ここではまず、病気の入り口となる代表的なサインについて見ていきましょう。

あくまでも「サイン」です。何かを臭わせてくれるだけです。

たとえば、足の親指が曲がっていたら肝臓《かんぞう》が疲れているのかも、手の中指がしびれるときは循環器《じゅんかんき》系に異常があるのかもと考えても、靴《くつ》のせいで足の指が炎症を起こしていたり、手がしびれるのは使いすぎの場合もあります。それらをトータルして考え、分析していくことが必要です。

サインは、意外なところに出ているのですから。

足に出るサイン

「足の指」はセンサーの密集地帯

足の指は、からだのいちばん端《はし》っこにありながら、からだネットワークの重要な場所になっています。経絡《けいらく》の折り返し点であり、からだのどこかに病気や不調があるときには、サインを出して教えてくれるセンサーです。

まず、**足の小指が痛いときは膀胱《ぼうこう》や生殖器《せいしょくき》の不調を**疑いましょう。**薬指の場合は胆嚢《たんのう》、消化器の不調が**考えられます。

薬指、中指、人差し指は胃の状態を表しています。指が曲がった人は胃が弱いし、足の甲にある骨で、薬指からつながる骨と中指からつながる骨、人差し指からつながる骨の間が狭くなっていたら、消化吸収機能が弱っています。

親指は肝臓です。親指の人差し指側の爪の生《は》え際《ぎわ》を手の爪をたててつついてみて、飛びあがるように痛いときは、肝臓機能が弱っています（図２　26ページ）。

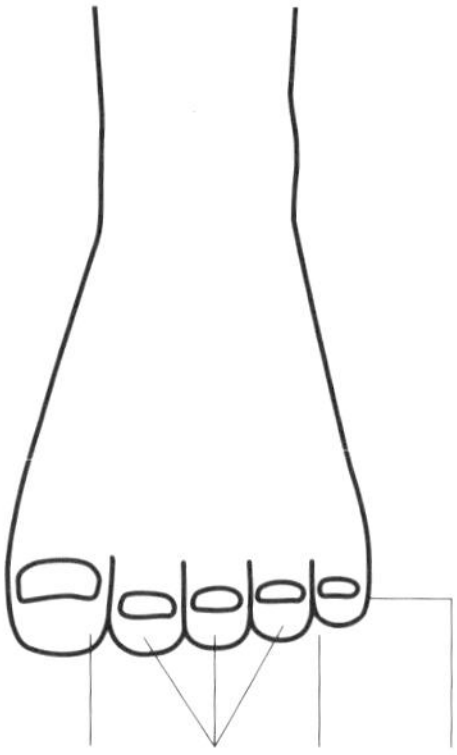

図2　つついて痛いときはこの部位に注意

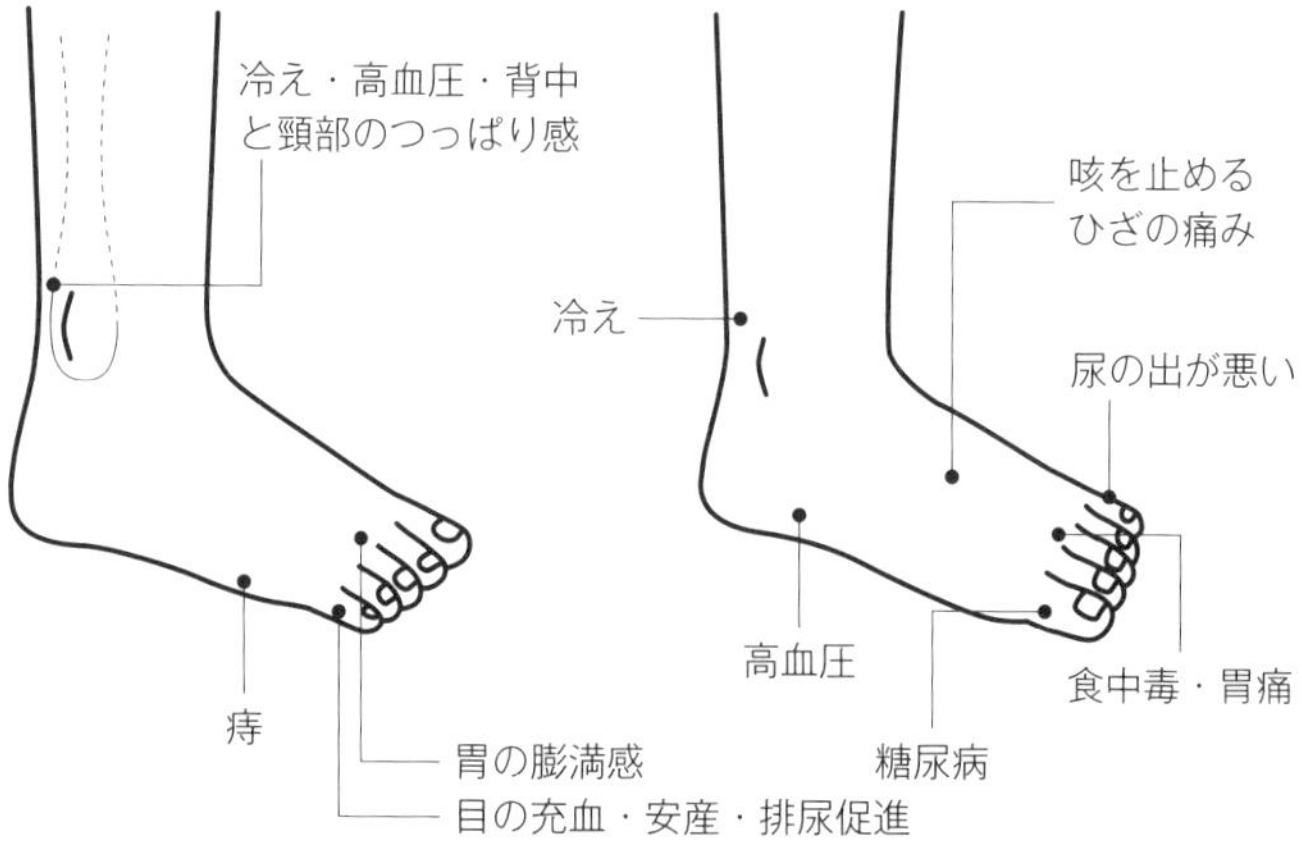

図3　こんな不調のときにさするポイント

すぐにあおむけに寝て、右手を頭の上に伸ばしながら、足の指に力を入れるようにして足首をそらしましょう。肝臓の疲れをとるポーズです（図40　137ページ）。二日酔い、寝不足のときに試してください。楽になります。

「足の裏」が痛むときは、まず休息

足の裏にも重要な経絡が集中しています。

昔から「尿の出が悪いときは左の小指をこすれ、安産にするには右の小指をこすれ」といわれます。足裏のまん中あたりから内くるぶしにかけて水分の排出に関係する腎経《じんけい》の経絡が通り、小指の外側は膀胱系の経絡が通っており、生殖器にも大いに関係しています。

朝起きてベッドから降りた瞬間に足裏が痛むとか、足裏が腫《は》れぼったくて歩けないというときは、腎系の弱りです。そうそうに休憩をし、からだを温めてください。塩分の摂取も制限しなくてはいけません。味をつけないで煮ただけの小豆《あずき》を食べるといいです。

一方、**足の裏の親指側を押してみて痛むときは、心臓が疲れているかもしれません。**足が極端にむくむのも、やはり心臓が疲れているサインです。甘いものの摂取を控《ひか》えて、ゆっくりのウォーキングをしましょう。

「食中毒のときは、中指を折って足裏につくところに灸《きゅう》をすえるといい」ともいわれます。ちょうどそのあたりに消化器系と関係する経絡が通っているためです。

おなかの調子が悪いとき、そのあたりに触れると、小さく膨《ふく》らんだ部分があり、押すと痛みを感じます。

お灸をすえるときは熱さを感じるようになるまですえろといいますが、お灸がなくても、指でさすってもみほぐすだけで十分効果があります。

「足首」を回せば病気知らず

足首も、案外、不調を感じやすいところです。なんとなく足首が痛い、違和感がある。そんなことはしょっちゅうですね。その違和感をよく感じとってみてください。

足首に故障があると、首に負担がかかりがちです。頸部《けいぶ》の不調のサインが足首に出ることもあります。頸部は頭と胴体をつなぐ大切な部分。足首と頭部は遠く離れているようですが、じつは切っても切れない関係にあるのです。

足首が硬いと、足首がそりにくくなります。床におしりをつけずに足首を曲げて座る姿勢ができません。そのような方はヒラメ筋（下腿《かたい》の内側にある筋肉）からはじまり、背中側の筋肉がすべて硬直して、当然、腰の筋肉も硬くなります。

事実、**腰痛もちの人のからだを拝見すると、みんな足首が硬く、首の筋肉まで固まっています。**

当然、筋肉の連鎖《れんさ》で僧帽筋《そうぼうきん》（後頭部から肩甲骨に広がる菱形の筋肉）などの背中の筋肉まで動きが悪くなるため、首の動きも悪くなり、頭部の血流が悪くなる。脳血栓、脳溢血《のういっけつ》になりやすいわけです。また、そういう人は血流が悪いので、自然と血圧が高くなります。**脳血栓になった人は、ほとんどの場合、足首が硬く、そりにくくなっています。**

片方の足首に不調があると、腰にねじれが生じ、内臓にも悪影響を与えます。脚のつけ根に負担がかかるため、鼠蹊部《そけいぶ》にあるリンパ管や血管が圧迫され、泌尿器《ひにょうき》、生殖器に負担がかかるのです。女性であれば、卵巣《らんそう》に悪影響が出やすいので、とくに注意が必要。足首ががくがくした感じのときは、からだがゆるんで太りやすくなるのも問題ですね。

身体均整法の見方でいうと、**左足首に故障があると左側の臓器、とくに膵臓《すいぞう》や胃が不調になり、糖尿病《とうにょうびょう》、胃炎などの原因になります。**

動脈系にも影響があり、交感神経を興奮させます。交感神経は血圧を上昇させ、心身を活動的にさせる自律神経ですから、交感神経が活発になるということは、心身ともにハイになりやすいということです。

一方、**右足首が故障すると、右側の臓器、肝臓に負担がかかります。**そして、左足首の場合とは逆に副交感神経が優位になりやすい。副交感神経は交感神経と拮抗《きっこう》してはたらき、休息をつかさどる自律神経ですから、こちらが優位になると非活動的になり、落ちこみやすくなってしまいます。事実、**うつ傾向の人のからだには、右足首がやけに外側に倒れるという特徴があります。**

では、足首に違和感があるときはどうすればいいのでしょう。軽い場合は、ふらつかないように何かにつかまって、ゆっくり数回つま先立ちを数日するだけで治《なお》ります。治らないときは、痛いところを押さえながら、ゆっくり足首を回してみてください。足首の痛みを解消できれば、病気もはね返せるでしょう。

「ひざ」の痛みは頻尿予備軍

「ひざが痛い」という悩みは女性に多いのではないでしょうか。原因は、**骨盤がゆがみやすいことと筋肉不足です。**

男性は骨盤が硬くてゆがみにくいうえ、筋力があるので、けがなど特別な要因がないかぎり、ひざが痛むことはあまりありません。でも女性の場合は、骨盤のねじれが影響して大腿骨《だいたいこつ》までねじれがち。その結果、ひざ関節のバランスが崩《くず》れ、水がたまったり、痛んだりするのです。

ひざの調子が悪いと子宮《しきゅう》、卵巣に負担をかけますし、おりものが多くなったりします。頻尿《ひんにょう》になるケースも多いようです。

ひざが痛むときは、内転筋《ないてんきん》（ももの内側の筋肉）が動きにくくなっています。その筋肉は、恥骨《ちこつ》に付着しているため、恥骨の位置をずらし、膀胱に影響が出ます。

ひざの痛みは腰のねじれ。腰を治さなければ、ひざは治りません。骨盤の状態を整えて、早く治さないと楽しい旅行もできなくなってしまいますよ。

手に出るサイン

「手首」の異常はのどの異常

パソコン入力や楽器演奏など日常的に指先を酷使《こくし》する仕事をしている方は、よく手首が痛くなるようです。

でも、手首の痛みには別の原因がひそんでいることもあります。**のどの不調や異常、または腰周辺の骨のゆがみを教えてくれるサイン**なのかもしれません。手首の神経は下部頸《けい》椎《つい》につながります。

そんなときに手首の痛みをそのままにしていると、気管支の状態が悪くなります。扁桃《へんとう》腺《せん》がはれている可能性もあります。扁桃腺がはれていると、同じ側の手首ががくしがちで、少し動かしにくい感じがするのです。

また、**手首の動きが悪いときは、同じ側の股関節《こかんせつ》も動きにくいことがあります。**骨盤にゆがみがあるためです。生理痛が激しい人は手首に故障がある場合が多いのですが、やは

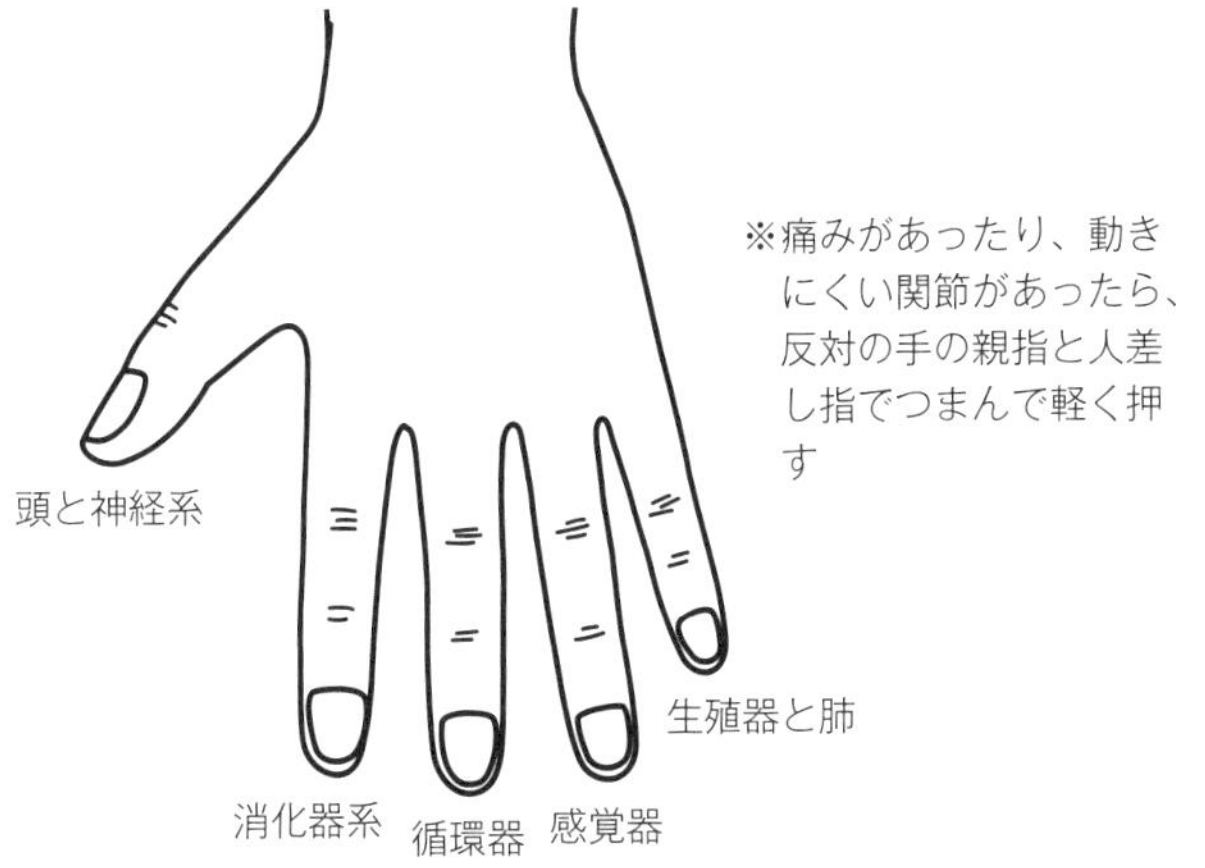
※痛みがあったり、動きにくい関節があったら、反対の手の親指と人差し指でつまんで軽く押す
頭と神経系
生殖器と肺
消化器系
循環器
感覚器

図４　指の形と動きで観察

り骨盤のゆがみが原因です。

身体均整法では、手首は股関節と相関すると考えているので、股関節の動きにくい側の手関節が動きにくくなっており、手首の可動性をつけて股関節の可動を回復させます。

「手の指」と臓器の関係

足の指と同じように、手の指もとても重要なセンサーであり、さまざまなサインを出してくれます。左右５本の指のどれかの動きが悪いと感じたとき、または形がおかしいように感じたときは要注意です。

たとえば、親指は脳や神経系と関係しています。とくに親指の動きが悪いと感じたときは、頭が疲れていることが多いので、十分な休息を心がけてください。

人差し指は胃腸、肝臓、膵臓など消化器系の状態を、中指は心臓、血管など循環器系の状態を示しています。また、薬指は視覚や聴覚といった感覚器の状態、小指は生殖器や肺の状態と関係しています。「小指を鍛えると精力が増強する」などといわれるのも、そのためです。

「やわらかい爪・折れやすい爪」が出す警告

手の指の爪も、私たちにからだの調子や健康状態を教えてくれます。足指の爪と違い、ちょっと意識するだけで簡単に気づくサインです。まずは「健康な爪」とはどんな爪かを知ってください。硬さ、色、表面状態が主要なチェックポイントです。

健康な爪には適度な硬さがあり、長さは末節骨（指先の骨）の半分程度。左右の縁《ふち》は平行で、ゆるやかに湾曲《わんきょく》しています。色は薄紅色で、光沢《こうたく》があり、斑点《はんてん》も凸凹も部分的な隆起《りゅうき》もありません。

これに対して、通常よりやわらかい爪はスタミナ不足の警告です。反対に、硬くて折れやすい爪は貧血のサイン。爪を切ったときなどにぽろぽろと砕《くだ》けやすい爪は、ホルモン異

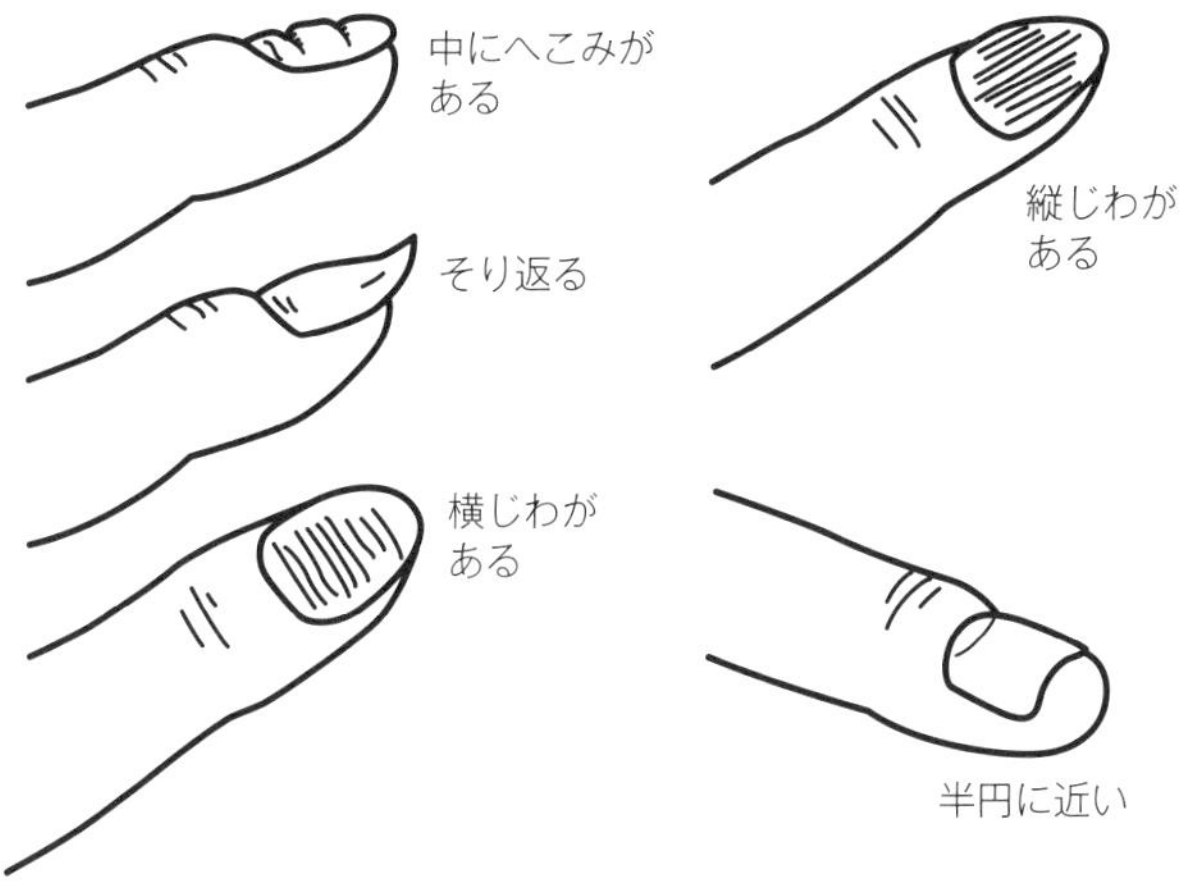

図５　爪にみるサイン

常を示しています。

手指の爪の色合いを見たとき、光沢がありすぎるときは甲状腺《こうじょうせん》機能が昂進《こうしん》している可能性があります。反対に青白く見えるときは貧血、赤味が強いときは心臓疾患《しっかん》に注意が必要。そして、黒ずんで見えるときは循環器系の故障を疑いましょう。

次に、爪の表面の状態をチェックします。**ぽつぽつという斑点がたくさんあるときは、カルシウム欠乏**が考えられます。

疲れやすいとか、便秘がちだとかいった自覚症状もあるのではないでしょうか。とりあえず便秘を治す努力をしてください。便秘が治れば、自然と斑点も消えます。

爪のまん中あたりにへこみがある、また爪

先がそり返っているときは、消化器官の疲労や異常を考えましょう。胃腸の栄養吸収機能が弱っていたり、腸に宿便がたまっていたりする可能性があります。

そして、爪に横じわが入っているときはカルシウム不足や貧血、縦《たて》じわが多くて折れやすいときは皮膚や心臓、腸が弱っている可能性があります。

ときどき、爪の形がほとんど半円に近い人がいます。そういう方は、腎臓が弱っているかもしれません。冷えをとると同時に、塩分摂取を厳しく制限してください。

若い女性の中には、マニキュアを使いすぎて爪が傷んでも気にしない方もいるようです。でも、爪を傷めたままにしておくと、からだに悪い影響が出る可能性があります。

「手のひらの色」で内臓の状態がわかる

手のひらには、臓器の健康状態を示す重要なサインが表れます。手指の爪と同様、手のひらも日常的に目に入るところですから、絶対に見逃さないでください。

最大のポイントは色。手のひらを開いてみたとき、「いつもより白っぽいな」とか「黄色っぽいかな」と感じたときは、内臓機能が低下している可能性を考えましょう。

まず、手のひらの色が白っぽく見えるときは呼吸器系の臓器が弱っている可能性があります。黒っぽく見えるときは腎臓、紫色は循環器系の臓器、青ざめて見えるときは胃腸、緑色を帯びているときは膵臓、黄色っぽいときは肝臓、そして赤味を帯びて見えるときは心臓の弱りを示しています。

異常に気づいたら、まず工夫していただきたいのが食生活。どんな臓器が弱っているかによって、効果的な食事療法をしましょう。

【手のひらの色】→【弱っている臓器】

白→呼吸器
黒色→腎臓
紫色→循環器
青色→胃腸
緑色→膵臓
黄色→肝臓
赤色→心臓

体幹部に出るサイン

「背中」のコリやハリには敏感に

いつも背中の同じ場所が痛むときは、内臓の状態に注意してください。

痛みはつねに重要なサインです。「異常があるから注意しなさい」とからだが教えてくれているのですから、なんらかの痛みを感じたらサインの意味をしっかり受けとらなければなりません。

なかでも見逃せないのが背中の痛み（図6）。**内臓に異常があるときは、たいてい背中が痛むからです。**

痛む場所は、おもにその内臓がある位置の背中側です。胆嚢や腎臓に結石のあるときなどは、石の位置まではっきりわかります。慢性病の場合は、罹患《りかん》している内臓の背中側がこっているような感じがします。

胆嚢、尿道に石があるときも、かなり早い段階からコリやハリという形でサインが出ま

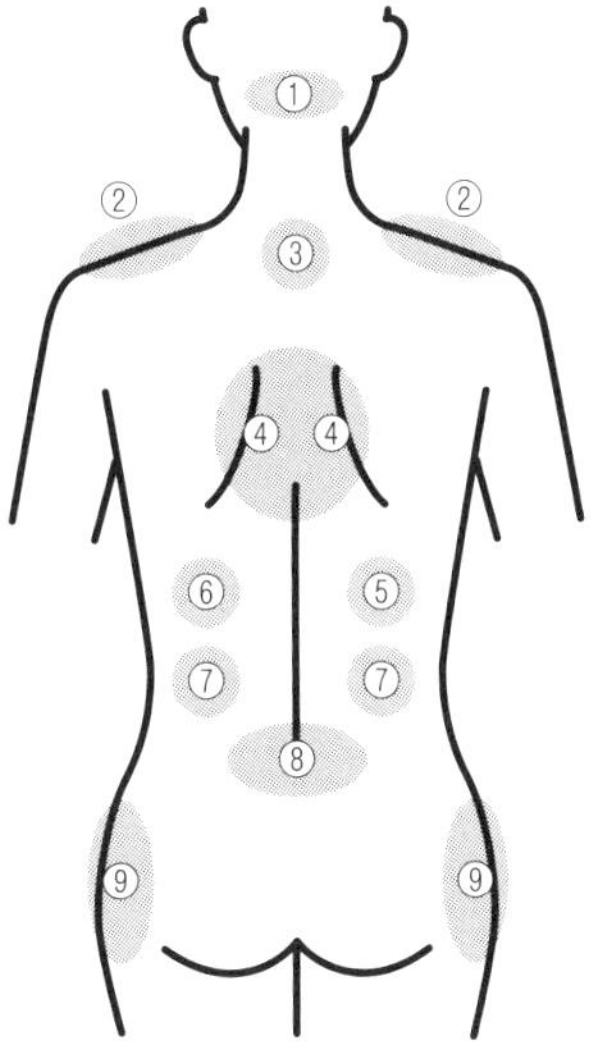

図６　背中の痛み

ゆがんでいる場所──→注意すべき疾病

①頭骨のゆがみ──→（放っておくと）脳血栓、血流障害

②頸椎のゆがみ──→脳の血流障害、耳・味覚・目の障害

③胸椎のゆがみ──→血圧の上昇、心臓病

④骨盤のねじれ──→肺の弱り

⑤骨盤の上下のゆがみ──→胆嚢・肝臓の弱り、胆石、胆炎

⑥骨盤の上下のゆがみ──→胃炎、胃潰瘍

⑦骨盤のねじれ──→腎臓の弱り、腎盂炎

⑧仙骨のゆがみ──→生殖器・子宮・卵巣の病気、精神の病気、更年期障害

⑨股関節のゆがみ──→膝痛、坐骨神経痛

す。それをほぐすような体操をすれば、石はからだから排出されます。

できるだけ石が小さいうちに排出するためにも、背中のコリやハリには敏感になりましょう。からだを整えれば大きな石でも排出できますが、痛みが強くてたいへんです。背中に痛みがあったら、すみやかに痛みをとるようにしましょう。

「おなかの痛み」で病気の正体を知る

おなかは病気を原因とする痛みがもっともよく出る部位ですから、おなかが痛むときは病院へ行くのが基本です。

ただし、背中の場合と同様、おなかの痛む場所も病気や不調のある臓器を教えてくれます。そのサインを読み取れば、痛みの原因を推測して的確に対応できるはずです（図7）。

「肩こり」が教えてくれること

肩こりの原因にはいろいろありますが、日本人に多いのは交感神経の緊張がもたらす肩こりです。いつも肩がこる、頭や目が痛くなるほど肩がこるというのは、いつも交感神経が緊張しているという証拠です。

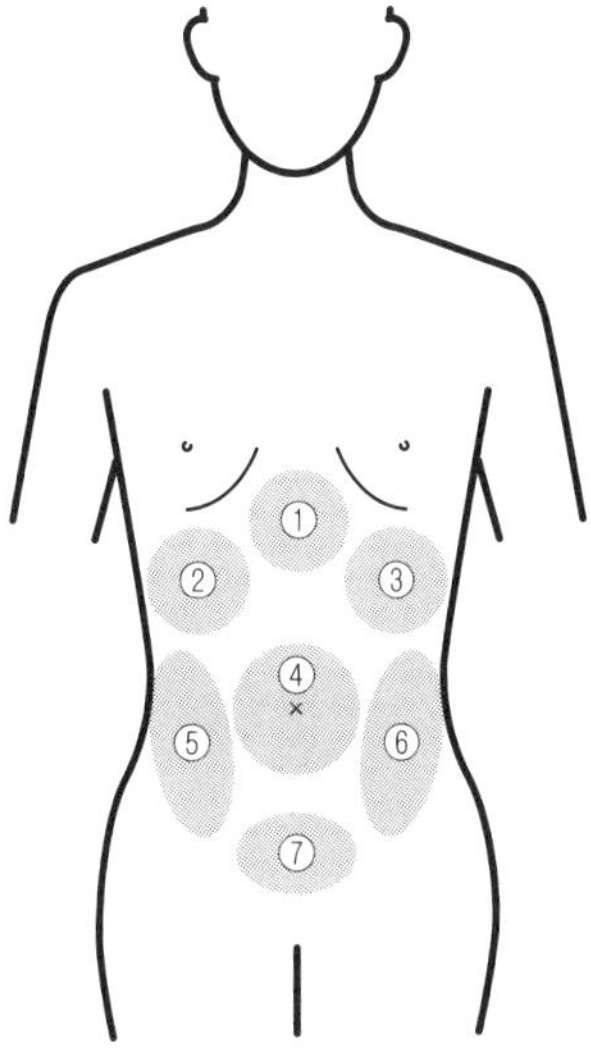

図7　おなかの痛み

①胃の消化が悪くなっている。胃疾患の可能性がいちばん高い。心疾患の場合もある
②胆嚢、肝臓疾患。二日酔いのときにも痛む
③胃炎になっていて消化できていないかもしれない。胃疾患、膵臓疾患
④膵臓、小腸疾患（動かずに様子をみたほうがいい。長く続くようなら病院へ）
⑤急性の虫垂炎が考えられる。尿管の疾患、女性は卵巣や子宮疾患の可能性がある
⑥結腸の疾患が考えられるが、腎臓や婦人科系疾患の場合もある
⑦膀胱の疾患（足元を温めて様子をみる。痛みが続くなら病院へ）
※腹部全体が痛む場合は、腹膜の炎症の場合が多い
※いずれのパーツも、痛みが激しく耐えられないとき、または毎日痛むようなら病院へ

交感神経は私たちをやる気にさせ、がんばらせようとする神経ですから、真面目《まじめ》で一生懸命に働く人、仕事をバリバリやる人ほど肩こりがひどい。とくにパソコンやスマホの画面は視神経を疲れさせ、肩をこらせます。

最近では、肩こりが引き起こす頭痛も急増しています。そういう人のからだを拝見すると、肩が鉄板のように硬くなっています。そして頭を軽くたたくとカンカンと、金属をたたいたような高い音がします。

さらに、肩が内側に巻きこんでいて、大胸筋《だいきょうきん》が緊張すると、上胸背部の可動がなくなってねこ背になります。**ねこ背もさまざまな不調の原因。息が吸いにくくなりますし、大腸が押さえつけられてリンパの分泌《ぶんぴつ》が悪くなります。**

うつむいた姿勢は優柔不断な印象を与えます。実際、うつむきがちな人には、言いたいことも言えない、ナイーブでデリケートな人が多いですね。欧米人には肩こりが少ないといわれます。日本人独特の感性が肩をこらすのかもしれません。

一方、内臓機能の低下や不調、病気を教えてくれる肩こりもたくさんあります。

次のような症状がサインです。

①右肩に偏《かたよ》って肩こりがあり、胸の痛みがともなう──→狭心症《きょうしんしょう》、心筋梗塞

②右肩、みぞおち、背中に強い痛みがある──→胆石、食道炎

③肩がこり、咳《せき》をすると痛みが激しくなる──→肺炎、呼吸器の疾患

④左上腕のしつこいだるさがある──→心臓疾患、狭心症など

⑤手指にしびれがある──→頸椎のゆがみ、脳出血、脳血栓

⑥もっているものの取り落とし──→脳出血、脳血栓

⑦肩甲骨が動かない──→胃の機能低下、心臓疾患

顔に出るサイン

「顔」は口以上にものをいう

病気や不調のサインを見逃さないために必要なのは、日頃から自分のからだを観察すること。鏡の前に立って正面から自分の姿形をながめる習慣をつければ、肩の高さが左右で違うとか、いつもより首が短く見えるといったサインにすぐ気づきます。

でも、鏡の前でじっくりながめていただきたいのは、からだだけではありません。顔もよく観察してください。

とくに重要なのは顔色。慢性病のサインです。**いつもより赤っぽくてほてった感じがするとか、黄色っぽく見えるとしたら要注意です。**

さらに、目の下のクマ、まぶたのむくみ、肌荒れや吹き出物にも目を光らせてください。

毎朝、顔を洗うときにセルフチェックを習慣にするといいでしょう。

①ほてった赤い色――→心臓が興奮状態、血圧が上がっている
②黒ずんだ色――→腎臓の弱り
③黄色味が強い――→胃腸の弱り
④白っぽい血の気がない色――→肺の弱り、貧血状態
⑤青っぽい色――→肝臓の弱り
⑥涙が出る、鼻血が出る――→肝臓の弱り、全身の疲れ、睡眠不足
⑦目の下のクマ、まぶたのむくみ――→腎臓の疲れ、水分代謝の弱り
⑧あごのまわりの吹き出物――→ホルモンバランスの乱れ
⑨口のまわりの荒れ――→胃の疲れ、食べすぎ
⑩黒目がうるんで飛び出て見える――→神経の疲れ
⑪片方の目が小さい、片方のまゆが太い――→からだの重心が小さいほうの目側にある、骨盤・頸椎のねじれ
⑫鼻の穴の大きさが違う――→骨盤のねじれ

「舌」は命の表情

中医学、漢方医学には「舌診《ぜっしん》」という言葉があります。文字どおり舌を診《み》ることです。舌はその人の体質や内臓の状態を表すといわれ、脈診《みゃくしん》につぐ重要な診断法とされています。

中医学には「心《しん》は舌に開竅《かいきょう》する」という言葉もあります。舌は血液の循環にかかわるため、すべての臓腑《ぞうふ》をめぐり、その状態を表します。

また「心の苗」などといわれるのは、循環器になんらかの不調があると舌にも影響が出て味覚が変わったり、心的ショックが原因で失語したりするためです。

ろれつが回らないときは脳出血を疑わなければなりませんし、舌を出したとき、中心がぶれるときは脳神経の麻痺《まひ》が考えられます。

さらに「心」、つまり命が危ないときは、舌が硬直したり、弛緩《しかん》したり、震《ふる》えたり、垂《た》れたまま口の中に戻らなかったり。舌はまさに命の表情でもあるわけです。

とはいえ、十分な知識と長いキャリアがなければ、舌だけを診て的確な判断をすることは不可能です。ここでは、「いま、自分のからだはどんな状態か」を感じる目安としてお話ししておきましょう。

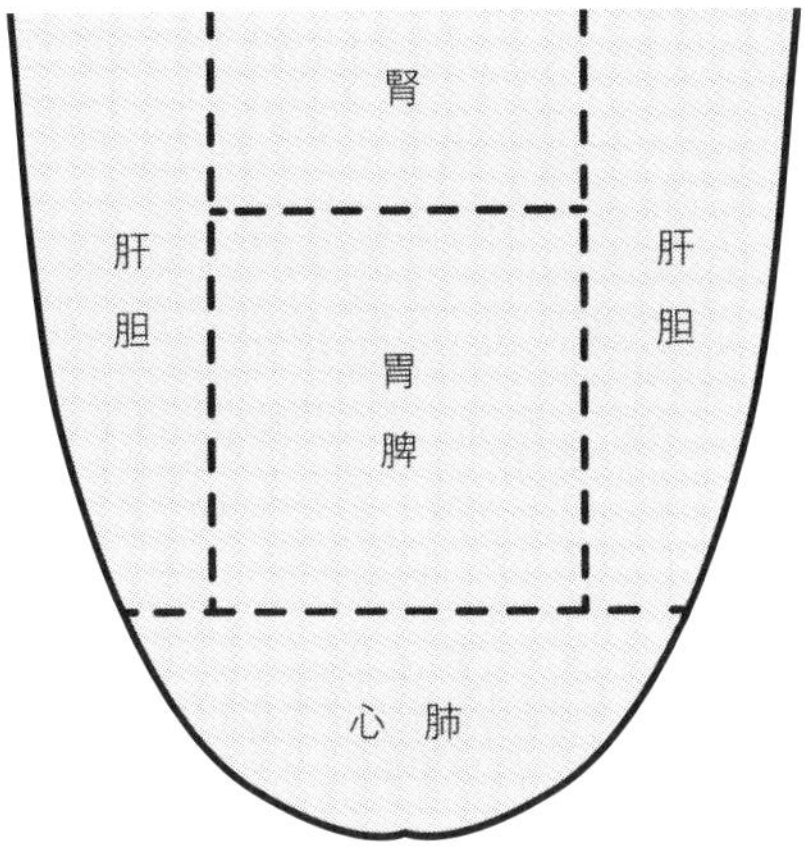

図8　舌にみるサイン

健康な舌は、ほどよく明るい色をしていて、なめらかによく動き、食べものの味がよくわかります。これに対し、色が白すぎる舌は貧血状態を示しています。赤くはれぼったいときは、熱があるサイン。そして、紫色や赤紫、青紫色に見えるときは、いずれかの臓器に熱性の疾患があります。

舌の表面はざらざらして、小さなとげのような突起《とっき》ができることがありますね。これは「芒刺《ぼうし》」と呼ばれ、心の気が亢進《こうしん》したとき、つまり炎症があるときや熱がこもっている状態のときに現れます。舌先にできたら心肺、舌の横なら肝胆、中央なら胃脾というように、芒刺がどこに出るかによって、どの臓器に異常が起こっているかもわかります。

さて、舌の表面は白っぽいコケのようなもので覆《おお》われているように見えます。そのコケが少なく、乾燥気味だったり、舌全体が赤いときは、体内の水分循環が悪く、力が抜けているサインです。コケがなく、ひび割れが出ているようなら、腎虚《じんきょ》や精力減退のサインです。

そして、舌全体が痩《や》せているときは気力低下。反対に大きくはれぼったく見えるときは熱がこもっているサイン。亀裂《きれつ》があるときはからだの芯《しん》が乾燥しているサイン。歯の跡が残っているときは、脾臓《ひぞう》の不調、または胃をはじめとする消化器系の不調やむくみが考えられます。

舌の外側に歯形がつくのは、むくみと考えられますが、それ以外に、頭蓋骨のゆがみで歯をくいしばりすぎて形がついている場合も多いです。歯ぎしりも同様。しゃべるときに片方の舌だけが歯にあたり傷つくような場合も、頭蓋骨のゆがみが原因になっています。

第2章　放っておいてはいけない不調をなくす法

あらゆる不調は生活習慣からはじまる

「よくある不調」と片づけない

東洋医学には「未病」という言葉があります。「いまだ病気ではない」けれど、健康でもないからだの状態のこと。本格的な病気になる前段階と考えてもいいでしょう。身体均整法の理論においても、とても重要な概念です。

不調が生じると、私たちのからだは何らかのサインを送ってきます。「なんとなくだるい」「足腰が冷える」「むくむ」「気分が滅入る」「よく眠れない」「食欲がない」「お通じが悪い」などが代表的なサインです。これらの症状は「よくある不調」として片づけられがちですが、そんなときは少し生活を見直すことも大切です。

さらに**身体均整法では、病気のサインである「不調」を自覚する前に、ちょっとしたからだの異常から「サインの前のサイン」を知ることができます。**

靴《くつ》の減り方のバランスが悪い（片方だけ減る、かかとだけ減るなど）、肩が盛りあがっているように見えたり、いつのまにかガニ股《また》で歩いていたり、腰がはったり、首が回らなかったり……これらがみなサインです。そんな小さなサインに気づいたら、すぐ改善に努めましょう。日頃の生活スタイルを見直し、サインの原因となるものを探して、極力排除するのです。また、小さな痛み、手首が痛い、肩が痛いも同じです。

ストレスを感じているようなら、原因を取り除きましょう。それが過労なら、どこかで少しでも手を抜けるよう、日常生活の習慣を変えましょう。食生活に問題がありそうなら、メニューを替えましょう。飲酒が原因なら、アルコールの量を控《ひか》えましょう。

あらゆる不調は、生活習慣からはじまっているのです。

自他ともに認めるような仕事人間は、「もう少し休まなければいけない」とわかっていても、休むことができません。「誰かに手伝ってもらわなければ破綻《はたん》する」と感じながら、20年以上も同じ生活をくり返していたりします。

「飲酒は1日置きに」とか「週に2日は休肝日を」と思いながら、たったこれだけのことが実行できずにいる人もたくさんいます。当然、不調や異常も定期的にくり返されます。

生活習慣や癖《くせ》というものは、それだけ変えづらいものなのです。なくて七癖、三つ子の魂《たましい》百まで。そこが問題です。

肩こり——腰の高さ、肩の高さに注目

消化器系は大丈夫？

日本人の代表的な不調に「肩こり」があります。

私の治療院を訪れるお客さまにも、肩こりのキャリアが非常に長い方が少なくありません。なかには、小学生の頃からという方さえいらっしゃいます。「数十年間、マッサージ通いが欠かせなかった」というケースもあります。

肩をもんだり、たたいたり、湿布《しっぷ》を貼《は》ったりすればすっきりしますが、効果はあくまで一時的。肩こりになる原因を探し、もとになるものを排除しなければほんとうの改善はないですね。

さて、肩こりの人に共通する特徴といえば、左右の肩の高さが違うことです。

身体均整法では、肩の高さは消化器官と関係すると考えます。食事をすませたばかりの人のからだをみれば、ほとんどの場合、左肩が下がっています。

食べものがいっぱいに入った胃が緊張し、左鎖骨《さこつ》下神経が左鎖骨を引っぱることで左肩が下がるのです。実際のところ、肩こりのひどい人には食いしん坊が多いようです。

肩こりは、食べすぎや胃炎からはじまって、消化器系のあらゆる不調のサインとなります。糖尿病《とうにょうびょう》、胃がん、胃・十二指腸の潰瘍《かいよう》などの前期症状というケースもあります。肩こりは、放っておいてはいけない不調なのです。

肩こりは腰で治す

肩こりを改善するために肩にアプローチしても、一時的に楽になるだけで、根治《こんじ》（根本から完全に治《なお》る）にはなりません。

肩こりのパターンは大きく分けて３つ。肩の上側が痛むケースと首が痛むケース、そして肩甲骨《けんこうこつ》の間が痛むケースです。いずれにしても、原因は骨盤《こつばん》のゆがみにあります。

肩の高さが左右で違うように、腰の高さも違います。そして、右肩が高い人は腰も右側が高い。こうした状態を「縦型《たて》のゆがみ」といいます。

腰の高さをそろえて、肩の高さもそろえなければ、肩こりは治りません。**「肩こりは腰で治す」**が原則です。骨盤を整えるための体操を試してみましょう。

まず、肩の上側が痛い人は、骨盤が上下にゆがみ、肩の高さも違っています。骨盤と同じ側の肩が下がり、頭もかしいでいるのです。この場合は**骨盤の左右差を改善する**「**腰椎《ようつい》2番体操**」（図9）が最適です。

肩というより首が痛む人、つまり「首こり」の場合は、骨盤が前方に傾いている可能性があります。左右の肩の高さは同じですが、おしりをつきだし気味だったり、ねこ背になったりしていることが多いようです。眼精疲労で目が痛み、ひどいときには頭も痛みます。そんなときは**骨盤の前傾を改善する**「**腰椎1番体操**」（図10　56ページ）がいいでしょう。

最後に、肩甲骨の間が痛む場合。肩の高さも腰の高さも左右で違い、しかも肩と腰で違う側が高くなっているのが特徴です。おへそを中心として、肩と腰がねじれているのです。この場合は**骨盤の回旋を改善する**「**腰椎3番体操**」（図11　57ページ）を試してください。

どの場合も、均整体操は刺激が強いので**一日1回**が原則です。ある程度、痛みが消えるまでは、毎日行ってください。

改善が見えはじめたら、下半身の筋トレ（たとえば85ページ図21「その場足踏み」など）に入ります。

①両ひざを伸ばして床に座る。背中をまっすぐ伸ばし、上体を少し前に倒す。両手は肩の高さにし、手のひらは下に向ける。上体を左右に数回ひねって、ひねりやすいほうを探す
＊背中も脚もまっすぐに。ひざを曲げないこと

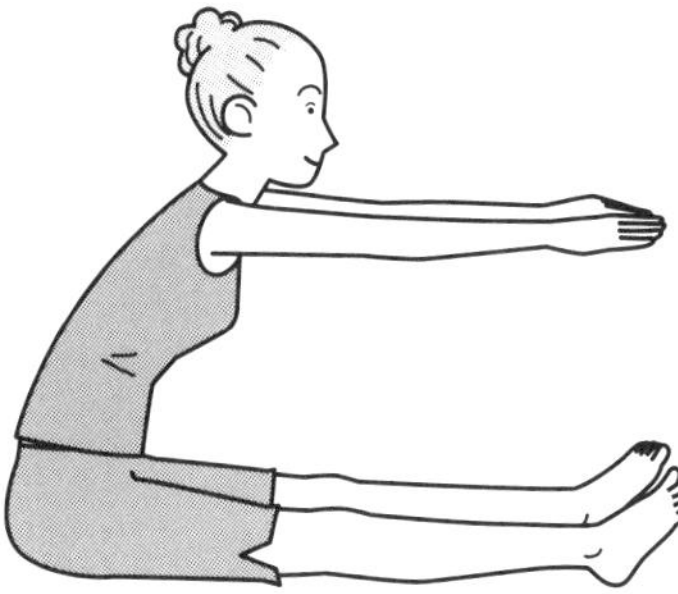

②ひねりやすいほうに、大きく息を吸いながら上体をひねり、息を止めて、できるだけ我慢
＊上体をひねるとき、両手の間隔は肩幅をキープする

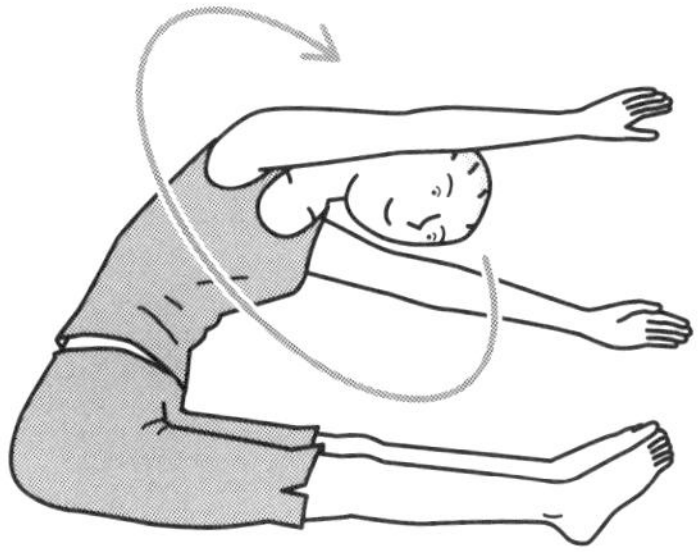

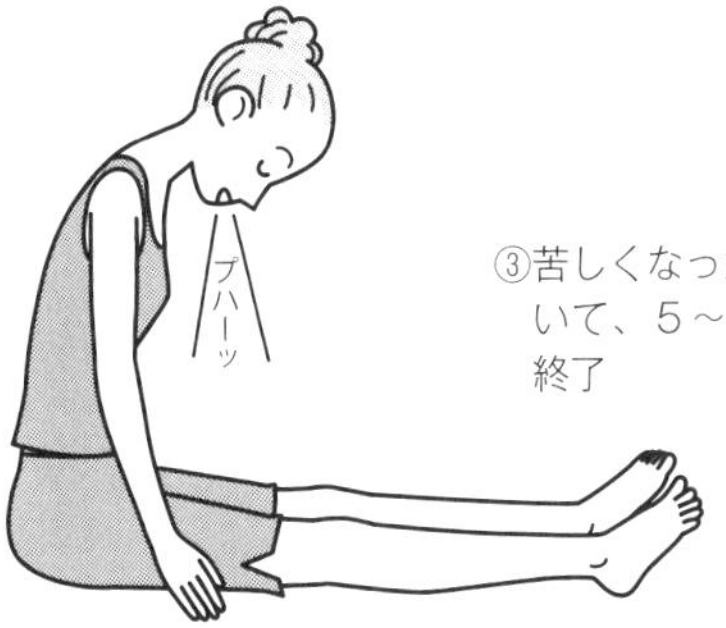

③苦しくなったら一気に息を吐き、全身の力を抜いて、５～10秒リラックス。呼吸が整ったら終了

※この体操は１回だけ。続けてやるのはNG。一日１回、または時間をあけて行う（以下、「１回だけ行う」と表記）

図９　腰椎２番体操

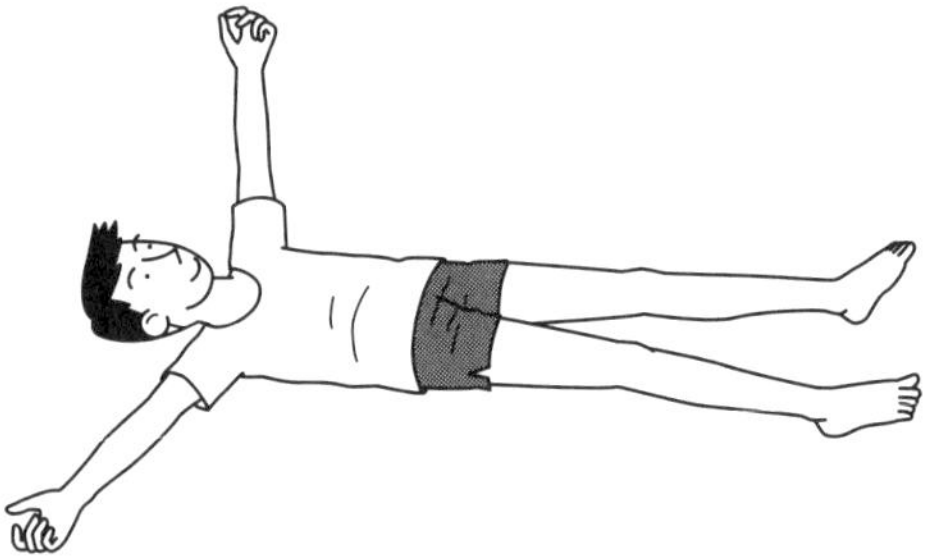

①あおむけに大の字になって横たわる。両腕は真横に伸ばし、手のひらを上に向けてリラックス。脚は肩幅に開く

②大きく息を吸いこみながらつま先を立て、かかとを押しだすようにして脚の裏側を伸ばす。両腕も、親指をつきだすようにして伸ばす。両手脚を伸ばし切ったところで息を止め、できるだけ我慢
＊しっかりつま先を立て、アキレス腱に効かせる

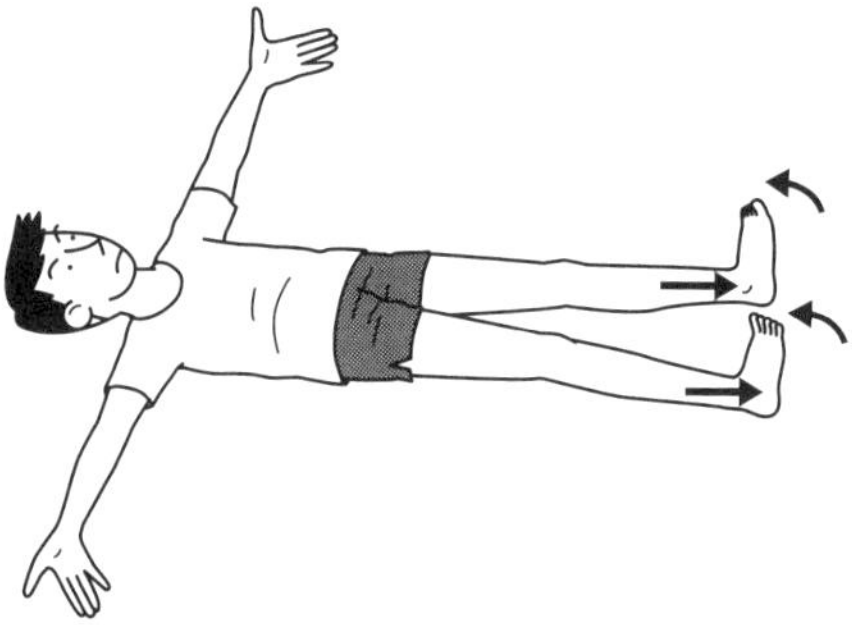

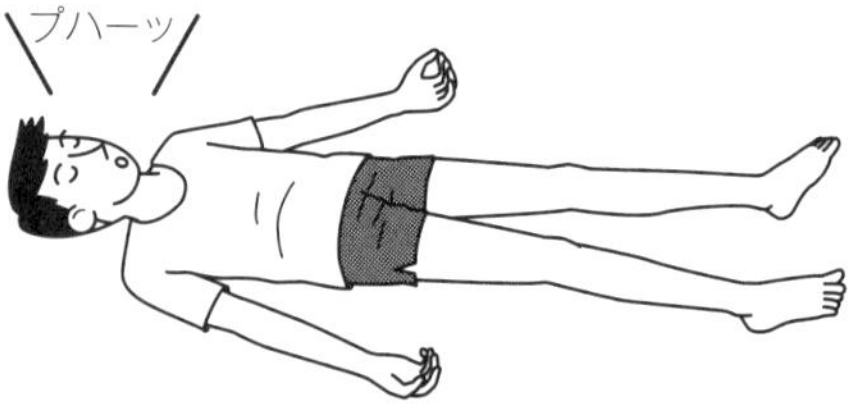

③息が苦しくなったら一気に吐きだし、全身の力を抜いてリラックス。呼吸が整ったら終了

※１回だけ行う

図10　腰椎１番体操

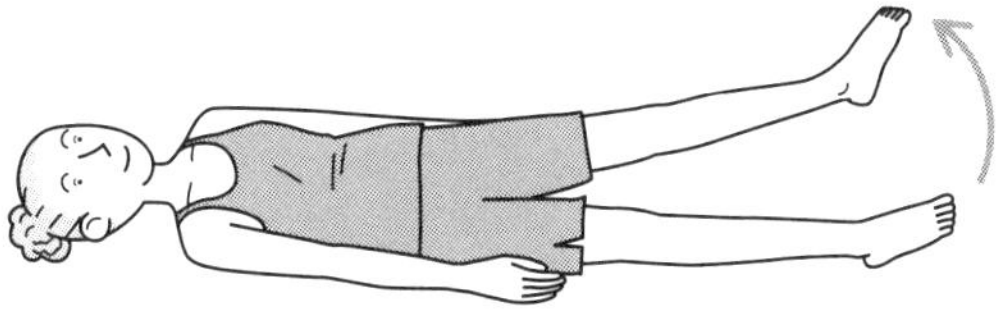

①あおむけに寝て、軸脚《じくあし》（この場合は左脚）を外側に
できるだけ大きく開き、少しだけ戻す。軸脚とは、
パンツやスカート、靴をはくとき、軸にする側の脚
＊ひざを曲げず、おしりも床から浮かさない

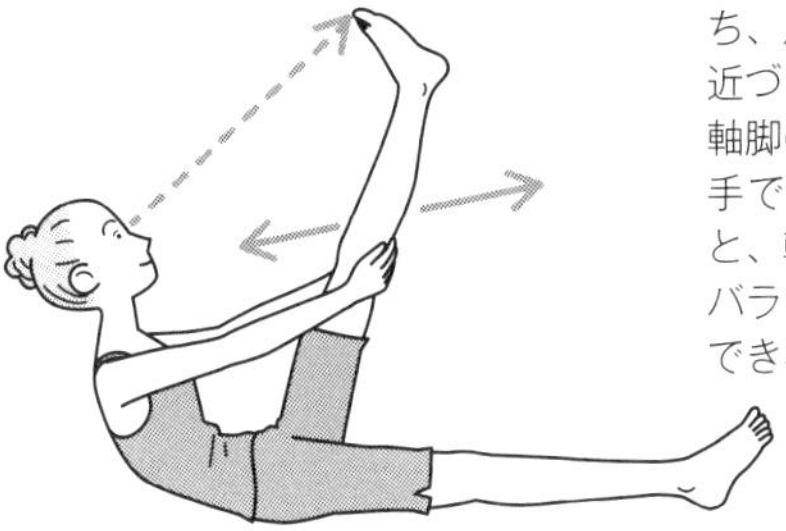

②軸脚のひざの裏側あたりを両手でもち、息を大きく吸いながら上半身に近づける。足の指を見ながら上体も軸脚のほうに近づける。そのまま両手で軸脚を引き寄せようとする力と、軸脚が床に近づこうとする力のバランスをとりながら、息を止めてできるだけ我慢

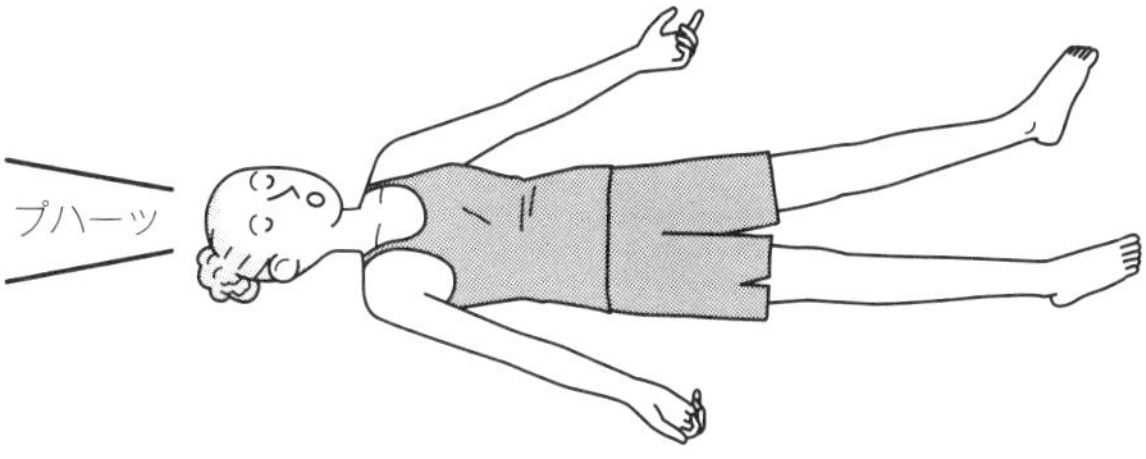

③苦しくなったら一気に息を吐きだし、全身の力を抜いてリラックス。
呼吸が整ったら終了

※１回だけ行う

図11　腰椎３番体操

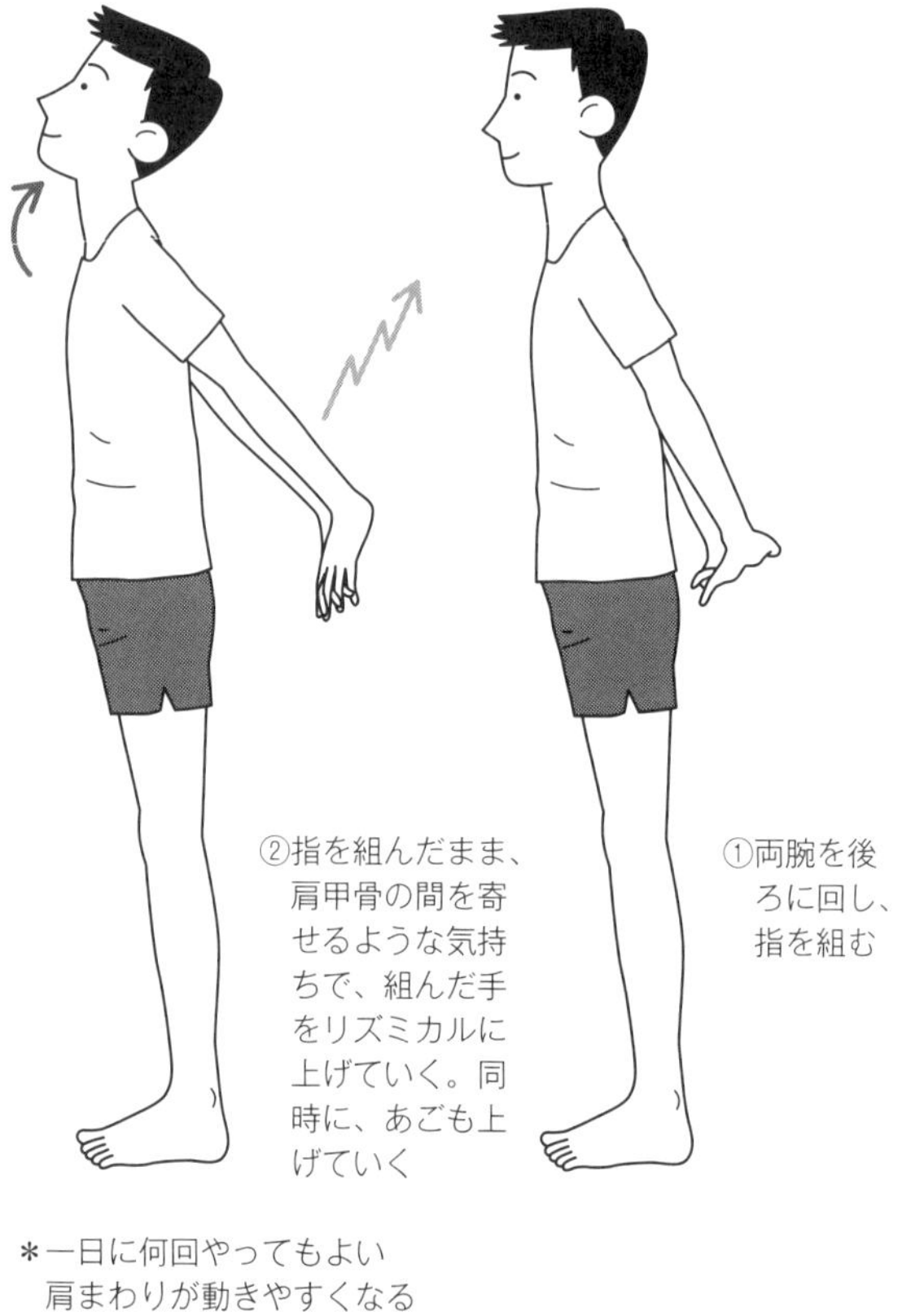
②指を組んだまま、肩甲骨の間を寄せるような気持ちで、組んだ手をリズミカルに上げていく。同時に、あごも上げていく
①両腕を後ろに回し、指を組む
＊一日に何回やってもよい
肩まわりが動きやすくなる

図12　肩甲骨寄せストレッチ

骨盤のゆがみを解消して、正常な状態を維持してくれるものは、筋肉です。肩こりの人は往々にして肝臓に負担がかかりがち。肝臓が弱ると筋肉が落ちる傾向があるので、肩こりの人はとくに筋トレが重要になります。

ところで**慢性的なコリをほぐすには「肩甲骨寄せストレッチ」**（図12）がおすすめです。いろいろな体操の中で、毎日コツコツと続けられる自分向けの体操を実行することをおすすめします。

便秘——解消のためのなによりの秘訣

便秘薬で治そうとすると

とても多くの方が便秘で苦しんでいます。しかし、少々神経質になりすぎている面もありそうです。

便を1日ためただけで宿便になるとか、便秘になるとからだが汚《よご》れるなどと思いこんでいる人がいますが、そんなことはありません。何か食べたらすぐ出るのが正常と考えている人もいます。でも、食べものを口に入れて、それが消化され、肛門《こうもん》から排泄《はいせつ》されるまでには、24時間程度かかるのですよ。食べてすぐ出るほうがおかしいのです。

「便秘」は腸がしっかりはたらかないことが原因で起こります。毎日、出るか出ないかだけが問題なのではありません、質に注意してください。腸に異常や不調があるときは、必ずいつもとは違うサインが現れます。

便はすっきり出るか、色が黒すぎたり白すぎたりしないか、便の切れはいいか、粘度《ねんど》が強すぎないか、といったことを考えあわせて、腸の状態を把握《はあく》してください。

長く便が出ないため、おなかが張ってつらくなり便秘薬を服用する。そういった薬の使い方は納得できます。ただし、便秘が慢性化したから毎日、薬を飲むというのはどうでしょう。少し考えてみてください。

薬の力で腸の蠕動《ぜんどう》運動を起こさせ、便を排出させることはできるでしょう。でも、腸自体の運動機能が回復するわけではありません。むしろ、機能が衰《おとろ》える恐れがあるのでは？

事実、１週間も便秘薬を飲みつづけると、腸管が動かなくなって、効果が薄れることがよくあります。やむなく薬の量を増やせば一時的には効果があるかもしれません。でも、しばらくすると、また効《き》かなくなる。**薬の服用が怠慢《たいまん》な腸をつくりあげてしまう**のです。

さらに、便秘薬や便秘用のお茶を常用していると、大切なミネラル分まで排泄されてしまい、筋肉がハリを失う傾向があります。

慢性便秘自体は命にかかわるようなものではありません。でも、便は体調のバロメーター。便秘になるのは、やはり何かがおかしいからなのです。

むやみに薬で解消させるのではなく、きちんと原因を探って体調管理につなげましょう。

キーワードは「腹筋」「食事」「メンタル」

便秘を解消するためのキーワードは3つ。腹筋と食事とメンタルです。

「腹筋」は、腸のはたらきが弱いために起こる弛緩性《しかんせい》の便秘の場合とくに重要です。運動療法で筋力をつける必要があります。一方、腸が緊張して排便中に動きを止めてしまう痙攣性《けいれんせい》の便秘では「メンタル」な面でのトレーニングが重要になります。

そして、どちらの便秘にも共通する問題が「食事」の量。出すべきものをきちんと出すためには、その前提として、入れるべきものをきちんと入れなければならないのに、**十分な量を食べていない人が多すぎます。**これは、とくに若い女性に目立つ傾向です。

たとえば、あなたは毎朝、どれくらいの食事を摂取していますか？

「パンと卵は欠かさず食べています」

「コーンフレークに牛乳をかけて食べているから大丈夫」

胸を張ってこんなことをいう女性がたくさんいますが、パンやコーンフレークをぎゅっと握ったらどれだけの量になるでしょう。ほんの小さな塊《かたまり》にしかならないはず。繊維やカスが少なすぎます。

十分な量の便を出すためには、繊維の多い食べもの、野菜や玄米、こんにゃく、海藻類などをもっとたっぷりとらなければいけません。

便秘に悩んでいる方におすすめの朝食は、たとえば野菜鍋《なべ》。朝だからこそ、野菜をたっぷり入れて食べましょう。

鍋なら調理は簡単。５種類くらいの野菜をざく切りにして、鍋に入れて煮るだけです。味つけは、塩でも、醤油《しょうゆ》でも、味噌でも、なんでもＯＫ。日替わりで、ごはんを入れたり、卵を入れたり、鶏肉を入れたりしても、カロリーはせいぜい２００キロカロリーどまりでしょう。忙しい朝の完全食です。

どうしても時間的に余裕がないなら、せめて酵素《こうそ》を含《ふく》んだ食品や飲料を摂取してください。酵素も便秘改善には大きな助けとなります。乳酸菌を含むヨーグルトや乳酸菌飲料、納豆や味噌などの発酵《はっこう》食品、ビール酵母《こうぼ》を含む健康食品などがおすすめです。

メンタル面での注意点としては、のんびりすること。イライラすると、肝臓が萎縮《いしゅく》して腸への血流が減少してしまいます。

小さいことは気にせず、あせらず、おおらかな気分で毎日を過ごすことが、便秘を解消するためにはなによりの秘訣《ひけつ》ですね。

そのうえで試していただきたい体操があります。

便通をスムーズにする体操

弛緩性便秘と痙攣性便秘では、原因もメカニズムも違うため、効果的な体操も違ってきます。

弛緩性便秘の特徴は、便が細いことです。これに対し、痙攣性便秘では、ウサギの糞《ふん》のようなコロコロした便になります。便は出ないのにガスだけはよく出る……これも痙攣性便秘の特徴です。

痙攣性便秘の場合は、S状結腸と関係のある胸椎《きょうつい》1番がゆがんだり、硬くなったりしていることが多いので、直腸を刺激し、胸椎1番を調整する「胸椎1番体操」（図13）を行います。

大きく息を吸って横隔膜《おうかくまく》を上下させることで、直腸を刺激し、便通をスムーズにする効果もあります。

合わせて左足だけでジャンプする体操「左足けんけん」（図14　66ページ）も試してみて

①あおむけに横たわる。脚は肩幅に開き、両腕は肩の高さでまっすぐ横に伸ばす。両手は人差し指と中指を内側にした「集《しゅう》握拳《あくけん》」の形に握る

＊「集握拳」では、まず人差し指と中指を折り曲げ、その上に親指、薬指、小指の順で重ねて握る

②手を握ったまま、大きく息を吸いながら、手首を内側に曲げる。息を止め、そのまま、できるだけ我慢

③苦しくなったら一気に息を吐きだし、全身の力を抜いてリラックス。呼吸が整ったら終了

※１回だけ行う

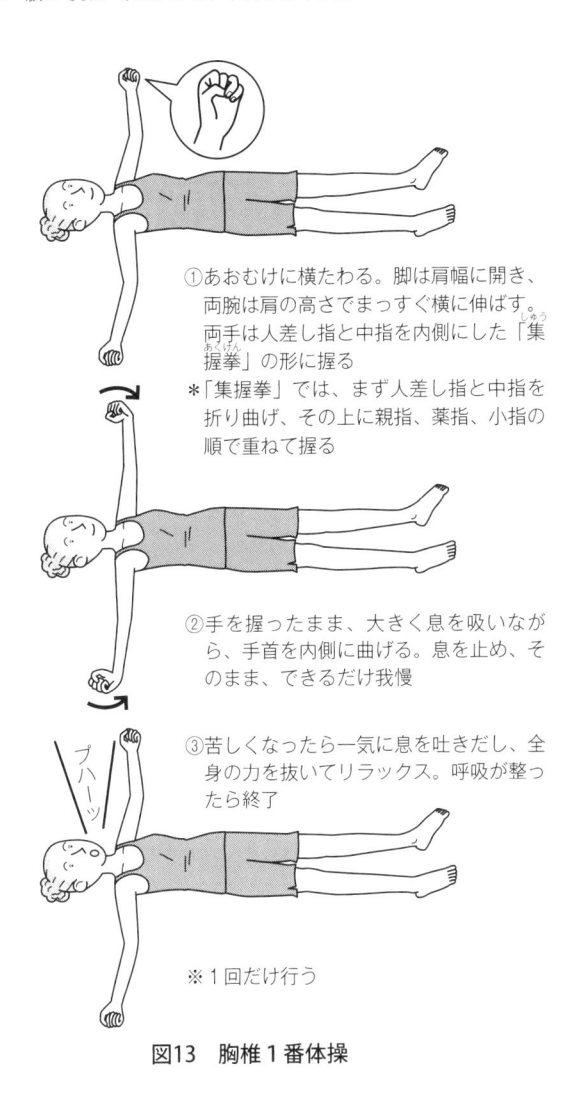

図13　胸椎１番体操

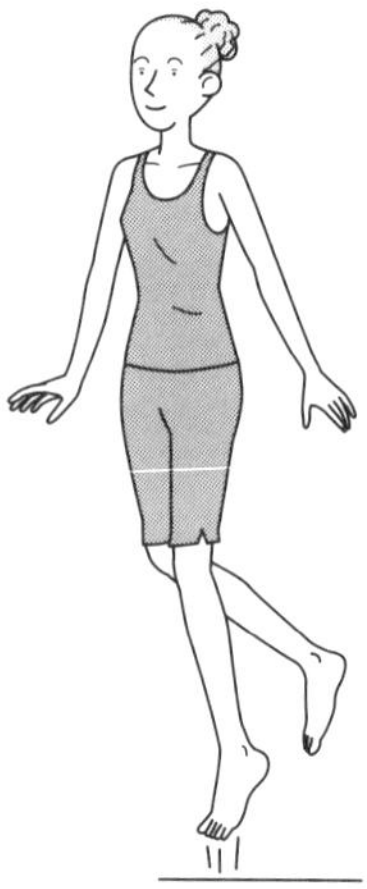

左足だけで立ち、「けんけん」をするように片足ジャンプを続けて10回。これを3回くり返す。ふらつくようなら、壁につかまって行ってもよい

図14　左足けんけん

椅子に座って、背筋をまっすぐに伸ばす。両ひざの間にクッションなどをはさみ、左右両方のひざに力を入れて内側に押しこむ。そのまま5秒間、力を入れつづけ、ゆっくり戻す。以上を1セットとして、20セットを行う

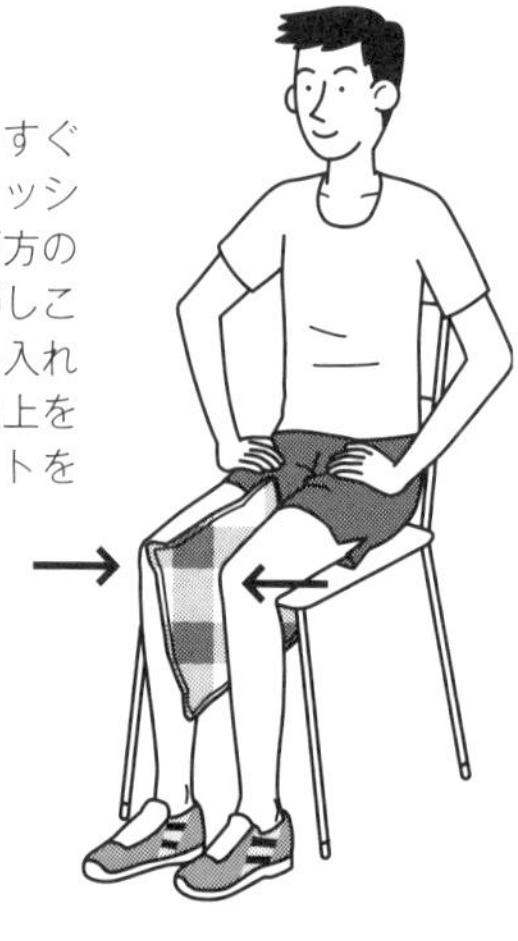

図15　内転筋トレーニング

ください。直腸は左側にあるので、左鼠蹊部《そけいぶ》を刺激することで蠕動運動が活発になります。

一方、弛緩性便秘の場合は、腸のはたらきを活発にすると同時に、踏んばる力をつけるための「内転筋《ないてんきん》トレーニング」（図15）が効果的です。

不眠──頭をリラックスさせることから

「不眠症」は疲れた肉体と精神の仕返し

「不眠症」とは「眠れない」ことが日常化してしまうことです。

実際には、本人が思うよりは眠っているケースが多く、「眠れない」と気にすることがいちばんよくないなどといわれます。でも、「気にしてはいけない」と思うとますます気になり、なおさら眠れなくなってしまうのが不眠症の困ったところです。

眠りたいのになかなか眠れないのは、やはりつらいこと。眠れないなら、いっそ朝まで起きていようかとも思うのだけれど、起きて何かするような体力は残っていない。翌日のつらさを考えると焦《あせ》りも出てくる。そうなるとますます眠れない……。そんなふうにして悶々《もんもん》と過ごす夜はとっても長いですよね。

病院で精神安定剤や入眠剤を処方してもらう方も多いでしょう。薬を飲めば、たしかに眠れます。楽になります。でも、３カ月もすると、同じ薬がまるで効かなくなってしまう。

そして、少しずつ薬が増えていく……。私たちの治療院にいらっしゃるのは、ほとんどがそうした経験をおもちで、症状がどんどん深刻化してしまった方々です。

たとえば、Ａさんのケース。仕事ができるため、責任のあるポストに回されたＡさんは、いつのまにか仕事漬けの日々を過ごすようになっていました。忙しい日々が続くと気持ちが高ぶるせいか、夜も眠れず、つらくてたまりません。ついには立っていることもできなくなって、会社を辞《や》めました。

病院へ行くと心療内科に回され、入眠剤を処方されました。しかし、入眠剤を飲んでも眠れません。いくつかの病院を回り、何種類もの薬を試し、量も増加しましたが、改善はみられません。不眠はどんどんひどくなり、指先がしびれはじめました。しまいには皮膚面に虫が這《は》う感覚まで生じるようになって途方に暮れているとき、知りあいに紹介されて、私の治療院へやって来たのです。

Ａさんには、頭骨をゆるめて、緊張感を解放するための施術《せじゅつ》を行いました。入眠剤の服用はやめていただき、かわりに毎日歩いて、積極的にからだを動かすことをおすすめしました。すると、Ａさんの症状はどんどん軽減していきました。

Ａさんの不眠症の原因は、過労による肝臓《かんぞう》の疲れでした。疲れた肝臓に追い討ちをかけるように強い薬を服用したため、さらに肝臓が疲れて眠れなくなってしまったのですね。

長年、高齢者の介護をした方に不眠が多いのも、寝る時間がないほど忙しかったことからはじまります。介護は心身ともにたいへんな重労働です。一日24時間、気を抜くことができません。

Bさんが「自分のからだが変になった」と感じはじめたのは、お姑《しゅうとめ》さんを立派に看取《みと》った後、1年くらいたった頃でした。「眠れない」からはじまって、貧血症状もありましたし、息を十分に吸えないようなこともあったようです。

おそらくBさんは、何年もの間、自分のことを顧《かえり》みる余裕などなかったのでしょう。その反動がやってきたのです。

長い間、お世話をして尽くし抜いた相手が亡くなったときの無力感は計り知れません。人のために尽くした反動が自分を苦しめるなんて、ほんとうに理不尽《りふじん》な話です。

遠くの関節からゆるめていく

不眠症に苦しんでいる方々のからだには、いくつか共通する特徴があります。

まず、頭皮に伸びがないこと、頭をたたくと高い音がすること、後頭骨が下がるため、歩くときにあごをつきだすような姿勢になること。左右の耳の高さが違うこと。目の大きさも左右で違い、瞳《ひとみ》がぎらぎらしていること。あごが顔の左右の中心からずれていること。足首がそらないこと。O脚気味なこと……。

頭をリラックスさせることがポイントになります。改善策としては、頭から遠い関節を動かすこと。まずは足指、次に足の関節、それから股関節《こかんせつ》というように、遠くのほうから少しずつ、だんだんとやわらかくしていくといいのです。

頭が疲れているときは、からだを疲れさせるのがいちばん。交感神経が優位になっているわけですから、からだを動かして疲れさせ、副交感神経を優位にしてやれば、興奮している神経を落ち着かせることができます。

不眠に効く簡単な体操を３つご紹介しましょう。**不眠がちな人の硬くなった骨盤の可動域を広げる「骨盤グーパー体操」**（図16　72ページ）、**首を楽にする「頸椎《けいつい》1番体操」**（図17　73ページ）、**頭部への血流改善に効果的な「後頭骨を上げる体操」**（図18　74ページ）です。

さらに、**頭の緊張をゆるめるための「頭皮マッサージ」**（図19　75ページ）と合わせて試してください。

①あおむけに横たわり、両脚を大きく開いて、ひざを直角に立てる

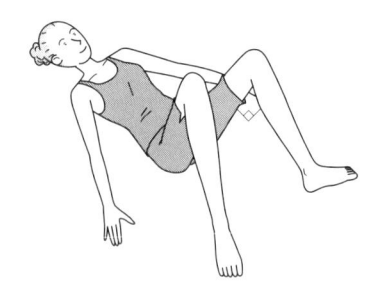

②大きく息を吸いながら、両ひざをぐーっと内側に、倒せるところまで倒す。そのまま息を止め、できるだけ我慢
＊ひざは、床につきそうになるくらいまで倒す

③苦しくなったら一気に息を吐きだし、両脚を伸ばし、全身の力を抜いてリラックス。呼吸が整ったら終了

＊１回だけ行う

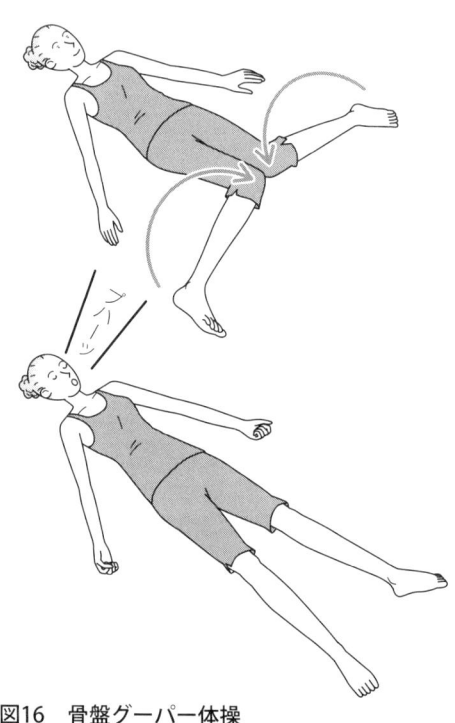

図16　骨盤グーパー体操

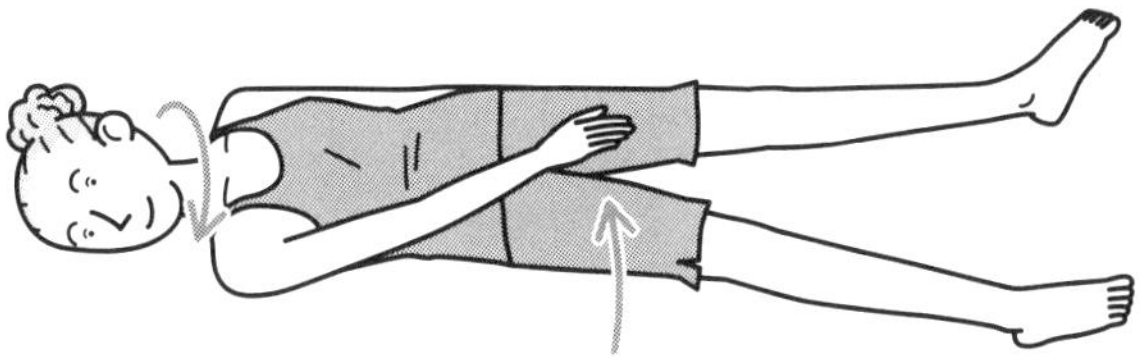

①あおむけに横たわり、両脚を腰の幅に開く。首を左右に倒してみて、楽に倒せるほうを向く。首を向けたほうの手を床から30センチほど上げる。大きく息を吸ったら、上げた手を反対側の脚に向かって伸ばして息を止め、できるだけ我慢

＊顔は左右どちらでもいいから倒しやすいほうにできるだけ深く倒し、真横を向くようにする

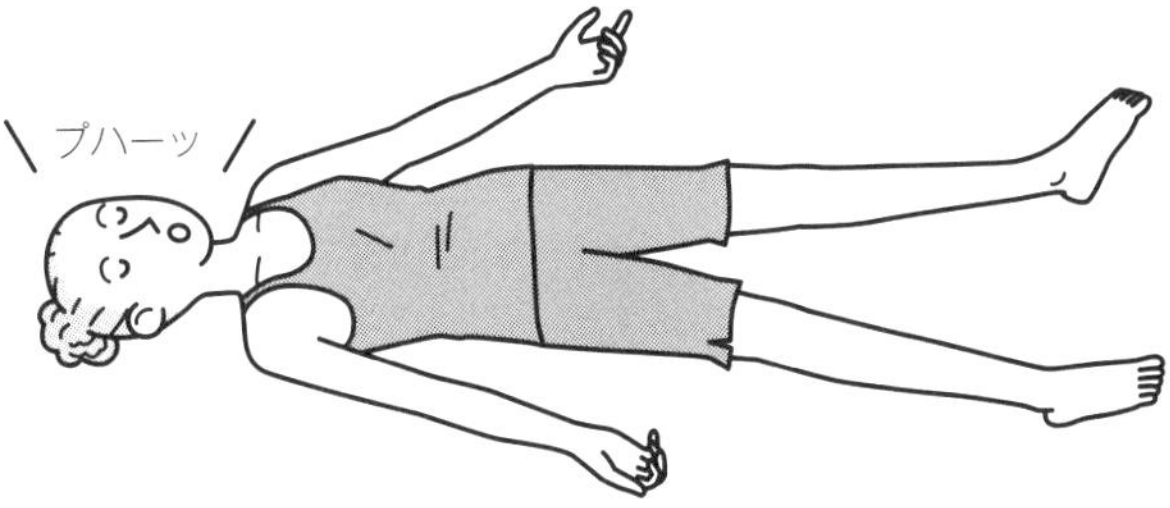

②苦しくなったら一気に息を吐きだし、全身の力を抜いてリラックス。呼吸が整ったら終了

※１回だけ行う

図17　頸椎１番体操

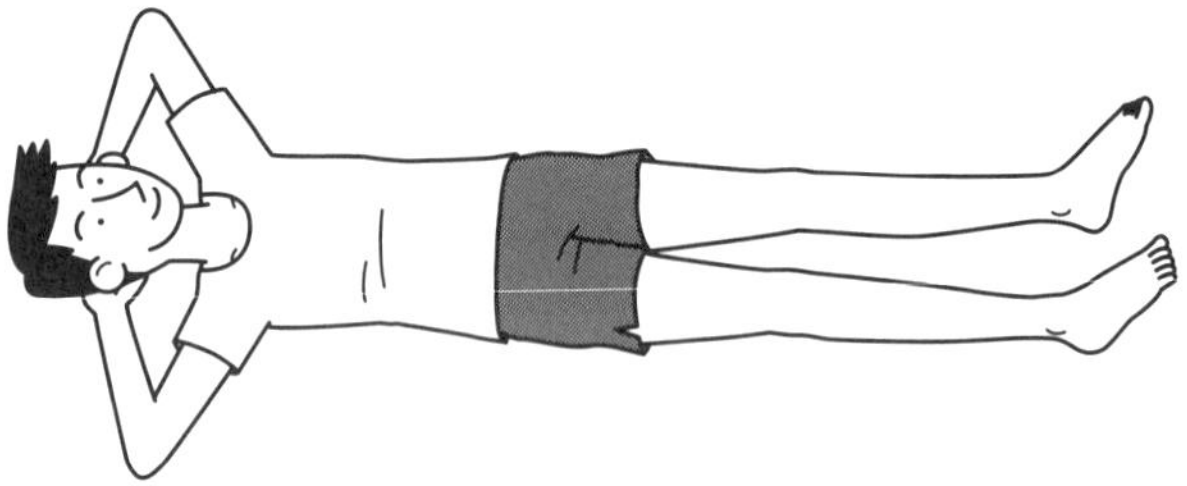

①あおむけに横たわり、ひじを曲げて両手で頭を抱えるようにする

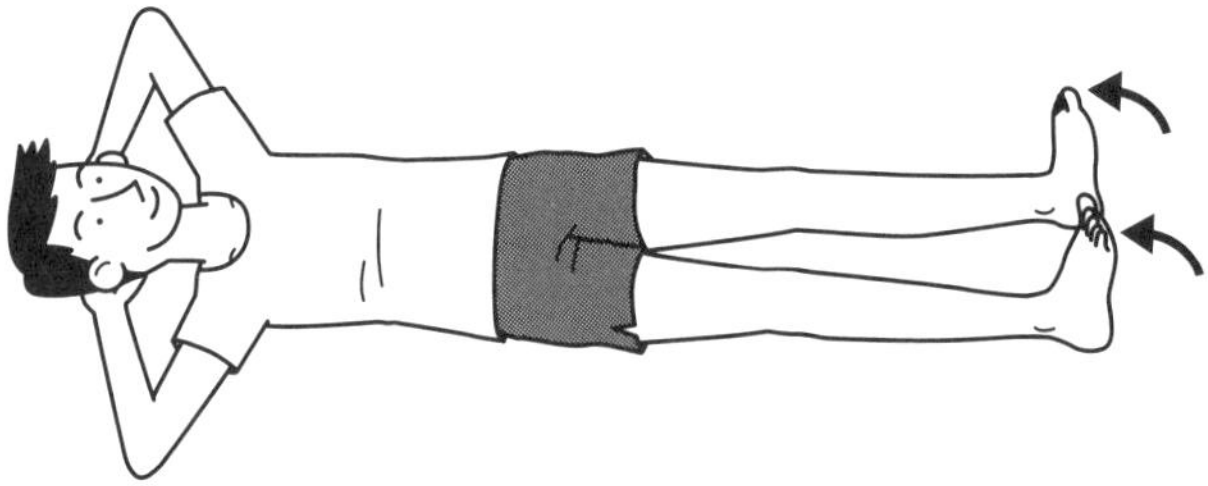

②足の指先を上半身に向けるように曲げ、アキレス腱《けん》を伸ばす
＊足を曲げたとき、頭の皮膚がわずかに動くことを感じとる

図18　後頭骨を上げる体操

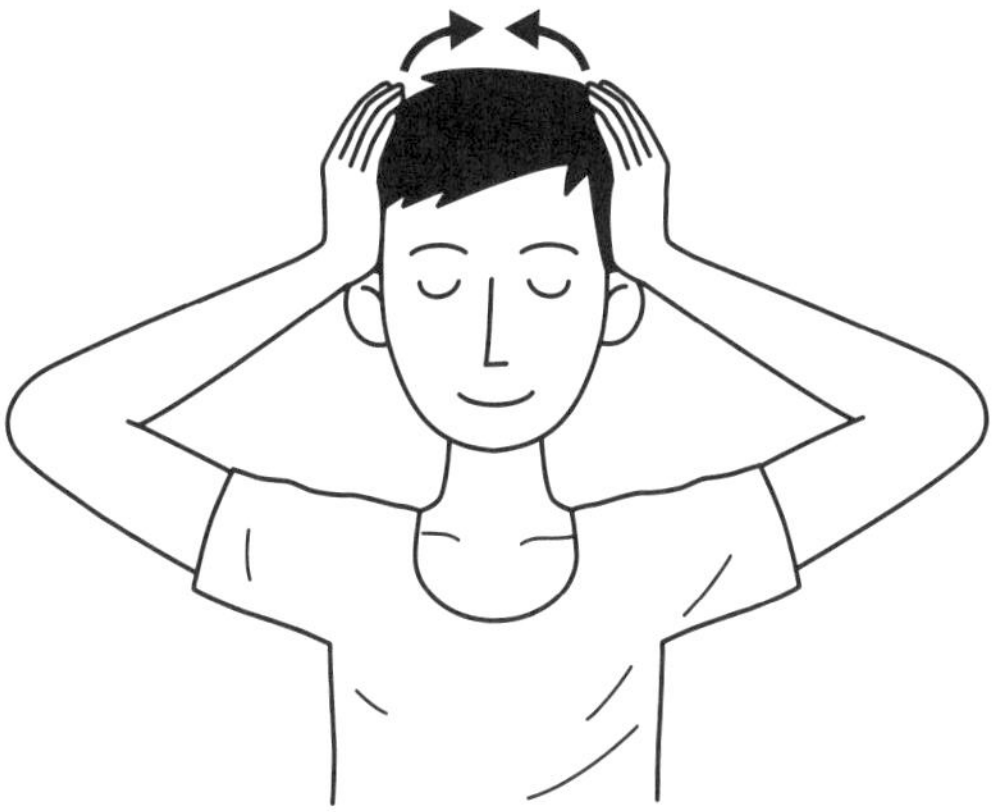

①両手のひらでやさしく頭を包みこむ

②頭皮に触れるか、触れないかくらい軽く手を動かしながら、頭頂部に向かって手をずらしていく

＊できるだけ軽く頭皮に触れる。手の位置を前後や左右に置きかえる

図19　頭皮マッサージ

腰痛——長引かせず根治するために

慢性化した腰痛は完治しない？

慢性的な腰痛で苦しんでいる方はじつに多いものです。

Tさんは50歳の男性です。舞台関係の仕事をしているため、重いものをもちあげたり、大きなものを組み立てたりといった重労働が日常茶飯。腰痛ベルトは手放せないとおっしゃいます。顔では笑っていますが、さぞやつらい毎日だろうと推察されます。

介護の現場にたずさわっている方の中にも、腰痛の悩みをもつ方はたくさんいます。人より多く腰を使う仕事なのに、その腰が痛いとは……。なかには腰痛が原因で仕事を辞めなければならない人もおられます。さぞや無念なことでしょう。

腰痛は、ありふれた不調であると同時に、日常生活を根底から引っくり返すほど重大な不調でもあるのです。最大の問題は、治りにくいこと。治ったようでも再発をくり返し、なかなか完治しないのです。

でも、どうして腰痛はそれほど長引くのでしょう。腰痛はほんとうに治らないのでしょうか。

整形外科へ行って診察を受ければ、こんなことをいわれるかもしれません。

「湿布をして、しばらく安静にしてください。そうすれば、痛みは消えるでしょう」

現在の医療では、腰痛に対する処方は痛みを軽減するための注射や内服薬、湿布薬による療法、あるいは手術による外科的療法が行われます。でも、慢性化した腰痛を根本的に治すには、からだの癖や動かし方を改善するしかないのです。

腰痛こそ自分で治すべき不調

私の著書を読んでくださった方から、こんな手紙をいただいたことがあります。

「腰痛のために仕事もままならず、医者からは手術をすすめられましたが、どうしても手術に踏み切ることができません。しかし、湿布と鎮痛剤《ちんつうざい》の服用だけでは治らないことがわかっていたので、自分の力で何とかしようと考えました。

そんなとき、均整体操の本を見つけ、腰椎3番体操が腰痛によく効くことを知りました。さっそく試してみたら、かなり楽になりました。ところが、しばらくするとまた痛みが出てきます。どこかが違うのかもしれないと思い、いろいろ試してみるうちに、胸椎11番体操を行うと効果が長続きすることを知りました。そこで、胸椎11番体操と筋肉のトレーニングを並行して行ったら、腰痛はすっかりよくなりました」

本を読んだだけで、よくぞ気づいてくださったものです。驚きました。

腰椎3番と胸椎11番はどちらもからだをねじる支点となる椎骨《ついこつ》で、深い関係にあります。そして、腰椎3番体操と胸椎11番体操は、いずれもねじれの腰痛の改善に効果的です。ただし、どちらが効くかはねじれ方によって異なります。ひとりひとり腰痛の発症する場所は微妙に違いますから、それに気がついて積極的に取り組む気持ちがあれば、腰痛も逃げていくでしょう。

腰痛の原因は多くの場合、腰椎の変位ですが、そもそも腰椎はなぜ変位するのでしょう。背骨がゆがんだり、ヘルニアを起こす主な原因は、骨のまわりの靭帯《じんたい》や筋肉、筋膜などの機能低下です。靭帯や筋肉が運動の負荷《ふか》に耐えられず、骨を支えることができなくなってしまうのです。

したがって、**動きにくくなった腰椎をピンポイントで発見し、解きほぐしてやれば、腰痛は根治できます。**変位を復位させた後、筋肉を鍛《きた》えて、運動機能を回復するためのトレーニングをすればいいのです。その意味で、腰痛こそは人に頼らず自分で治すべき不調です。

腰椎の変位を復位させる体操としておすすめしたいのは「腰椎1番体操」（56ページ）、**「腰椎2番体操」**（55ページ）、**「腰椎3番体操」**（57ページ）です。

からだを前後に倒して痛いときは「腰椎1番体操」、左右に倒して痛いときは「腰椎2番体操」、ねじって痛いときは「腰椎3番体操」がおすすめです。

これらの体操によって矯正《きょうせい》した後、ふたたび背骨がゆがんだりすることがないよう、骨を支える筋肉も鍛《きた》えていきましょう。それには、**体幹《たいかん》を整え、背骨を支える筋肉を鍛える「かかと上げドローイン」**（図20　80ページ）がおすすめです。

ただし、腰痛が「生活習慣病」であることを忘れないでください。腰に痛みを感じたら、日常生活をふり返り、自分がどんなふうにからだを使っているかを思い返して反省する必要があります。正しい姿勢を心がけているか。腰の骨に負担をかけるような姿勢を何時間も続けていないか。運動不足になっていないか……。

食習慣も腰痛に多大な影響を及ぼします。たくさんお酒を飲んだり、水分を過剰に摂取したりすると、腸が冷えて腰部の筋肉が硬くなってしまいます。深夜に食事をするような生活もよくありません。

腰痛イコール大腸の状態と考え、腰痛が治らない人はまずライフスタイルの改善を心がけてください。

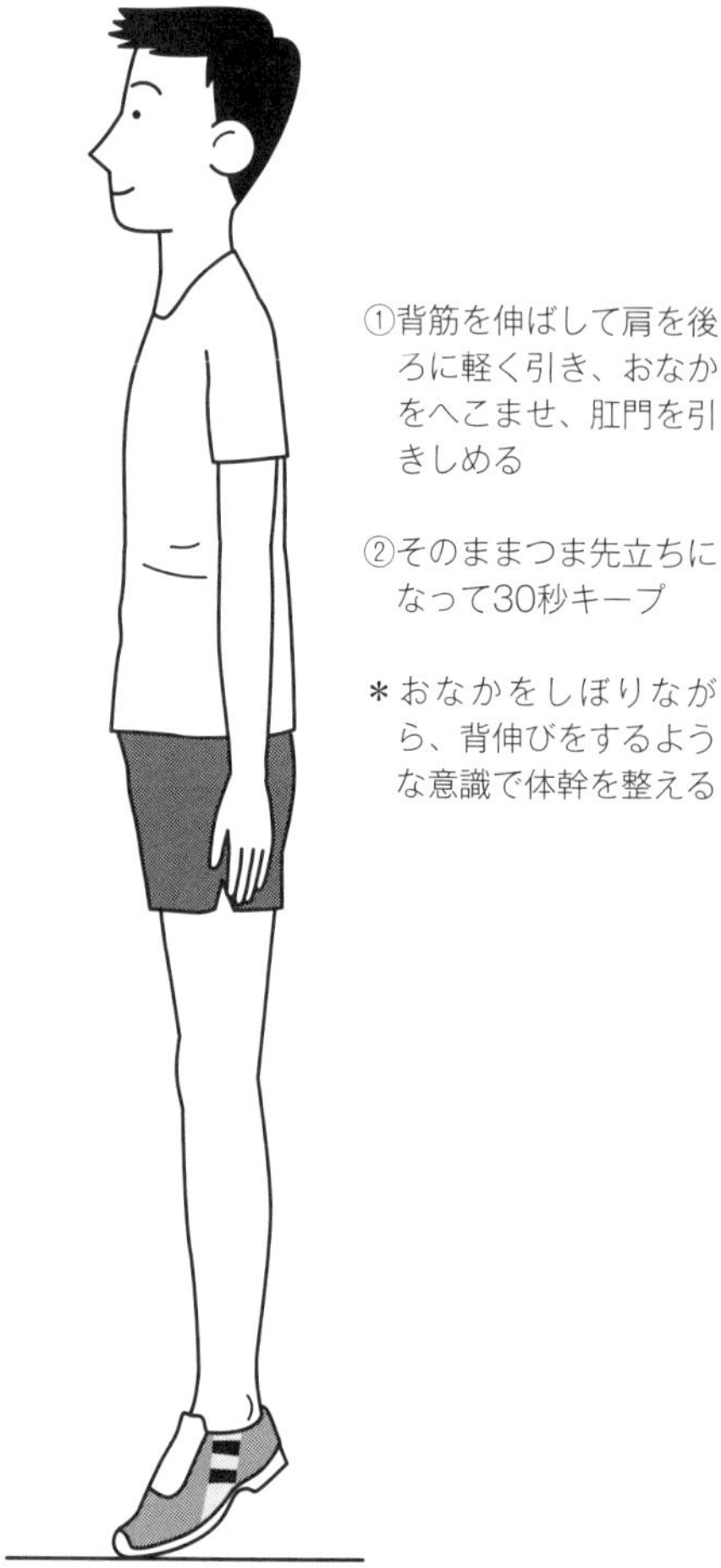
①背筋を伸ばして肩を後ろに軽く引き、おなかをへこませ、肛門を引きしめる
②そのままつま先立ちになって30秒キープ
＊おなかをしぼりながら、背伸びをするような意識で体幹を整える

図20　かかと上げドローイン

冷え――「冷えとり」の段どり

「冷え性」は夏につくられる

日本人女性にとくに多い悩みといえば「冷え」でしょう。

小柄でやせっぽちのＫさん（45歳）も、一年３６５日、冷えに苦しめられていました。冬の間は手指も足指も冷え切って痛いほどだし、真夏でも冷房がきいた室内では手や足の先が冷たくなってしまうのです。

筋肉の量がとても少ないせいでしょう。意外なようですが、冷えと筋肉量は密接な関係にあるのです。

Ｋさんは一念発起して「冷えとり」を決意しました。まずは筋肉を鍛えて、筋肉量を増やさなければなりません。Ｋさんが選んだのは、毎朝５分間の「その場足踏み」（図21 85ページ）でした。

加えて、つねに飲みものは温《あたた》かいもの。からだを温める効果をもつショウガを積極的に食べるようにしました。厚さ1ミリくらいにスライスしたショウガを干してつくった「自家製乾燥ショウガ」を常備し、何にでも入れて食べるようにしたのです。

ご飯を炊《た》くときにも、味噌汁にも、煮物にも、サラダドレッシングにも……。ふと気づけば、手足が冷たいと感じることがなくなっていたそうです。

「とにかくショウガはいい」というのが、Kさんの持論になりました。ただ胃弱なため、夏場は避けていますが。

冷えは健康の大敵です。私たちのからだに、さまざまな悪影響を及ぼします。血流やリンパの流れを阻害《そがい》する、免疫力《めんえきりょく》が低下する、筋肉が硬くなって、がんにかかりやすい体質になる……。若い女性の半数ぐらいは冷えに悩んでいるのではないでしょうか。

ところで、冷えといえば冬場の悩みのように思えますが、その**原因は、じつは夏の過ごし方にあります。**

冷たいものをがぶ飲みして、おなかを冷やし切ってしまうと血流が阻害されて、手先、足先の毛細血管がまっ先に冷えてしまいます。暑くて発汗があるうちはまだよいのですが、秋風が吹く頃になると「冷え」が停滞し、からだの内側まで温まらないからだになります。

おなかの奥に冷たい石のような塊《かたまり》を感じたら要注意。さらに冷えるとおなか全体が硬くなり、子宮も硬くなって、不妊や生理痛、生理不順の引き金となります。

冷えないためには夏の暮らし方が大切。冷房のきいた室内にこもって、冷たくてあっさりした食事をとり、おやつにはアイスクリームを食べ、のどが渇いたらアイスコーヒーや炭酸飲料……最悪です。胃の中が冷たくなる、血流が悪くなる、胃酸が薄まり消化力が衰《おとろ》え栄養不良、９月になれば夏バテです。疲れがとれず、ぎっくり腰などの筋肉痛にもなってきます。

暑い夏には、飲みものの量を控え、からだの熱をとる野菜類を食べてください。キュウリ、ゴーヤ、トマト、スイカ……。汗をかいた後にこれらの夏野菜を食べれば、それだけでからだの中から涼しくなるのを体感できるでしょう。

できれば、夏野菜には自然塩をつけて食べてください。天然のナトリウムは腎臓《じんぞう》のはたらきを助け、夏バテを防ぐ効果があります。

冷えを体外に出す方法

次に気をつけていただきたいのは、夏から秋にかけての季節の変わり目です。夏の間、体内にためこんでしまった食べものの冷えをきちんと体外に出してから、涼しい秋を迎えなければいけません。

冷えは、立秋を過ぎて気温が下がる前に排出するのが鉄則。ここで出遅れては意味がないのです。

冷えを排出するには、とにかく汗をかくこと。「スポーツの秋」の言葉どおり、秋になったら運動やアウトドア活動を楽しみましょう。

冷えないからだに運動は欠かせません。

からだの熱量は筋肉によってつくられます。基本となる筋肉を維持するためにも、以下にご紹介する体操を毎日5分でも続けてください。

「その場足踏み」（図21）**は足踏みするだけで簡単なようでも、腕、脚、体幹部を十分に使う運動なので、たった1分行うだけで全身をしっかり温めてくれます。**

簡単な運動も無理なら、熱い食べものやスパで汗を流しましょう。

それだけでも効果はありますから、十分に汗を流してから冬向きのからだにしてください。

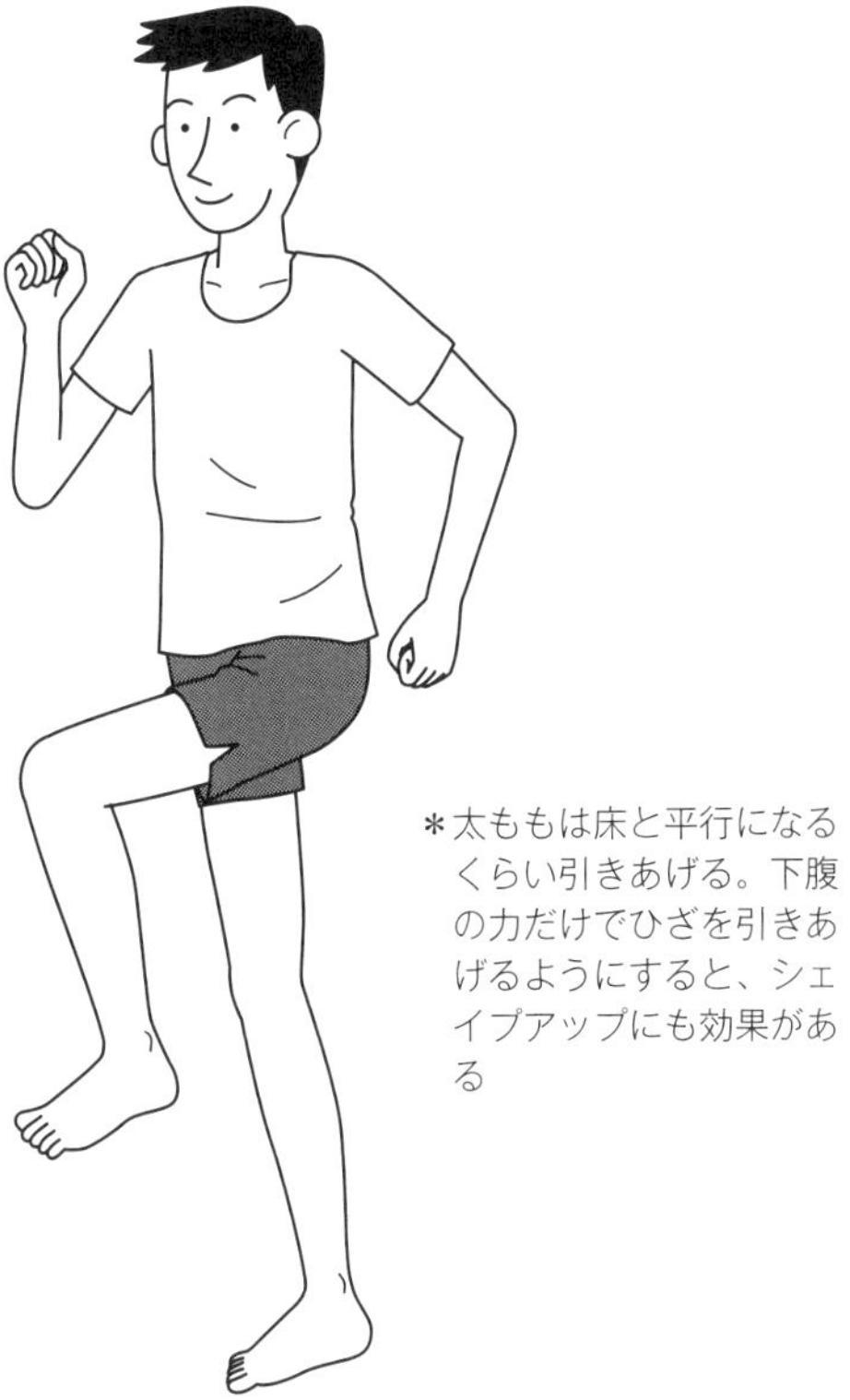
＊太ももは床と平行になるくらい引きあげる。下腹の力だけでひざを引きあげるようにすると、シェイプアップにも効果がある

①まっすぐに立ち、ひじを軽く曲げて、大きくリズミカルに腕をふりながら、その場で足踏みをする

②ひざを上げたところで一瞬止めるくらいの気持ちで、1回１秒くらいの時間をかけ、ゆっくりと10～20回くらい行う

図21　その場足踏み

足がつる——ポイントは関節

ミネラル不足と運動不足

足がつりやすいのは、ミネラル不足と運動不足が原因。さらに、その原因の奥には、心臓のはたらきが弱ったことがあるのです。

足がつったときは、つった筋肉を伸ばすのが解消の基本です。ふくらはぎなら、足首をそらす。足の裏なら親指をそらす。そらしてじっとすれば1分程度で解消します。

でも、足がつりやすい人にとって何より必要なのは、つらないからだをつくることです。循環器《じゅんかんき》の状態をよくすること、適度な運動が必要です。

ポイントとなるのは、関節。「足がつりやすい」とおっしゃる方のからだは、関節が硬くなっています。関節が硬いのは老化現象。そのままにせず、がんばって動かしてください。

寝る前に布団の上で寝転んでする柔軟体操（図22）をしましょう。足首の関節、ひざの

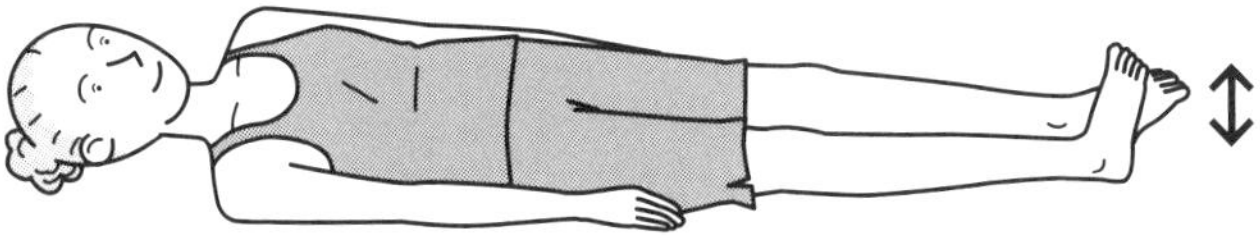

①足首を上げたり、下げたりをゆっくり20回。次に、外回し10回、内回し10回。次に反対の脚を行う

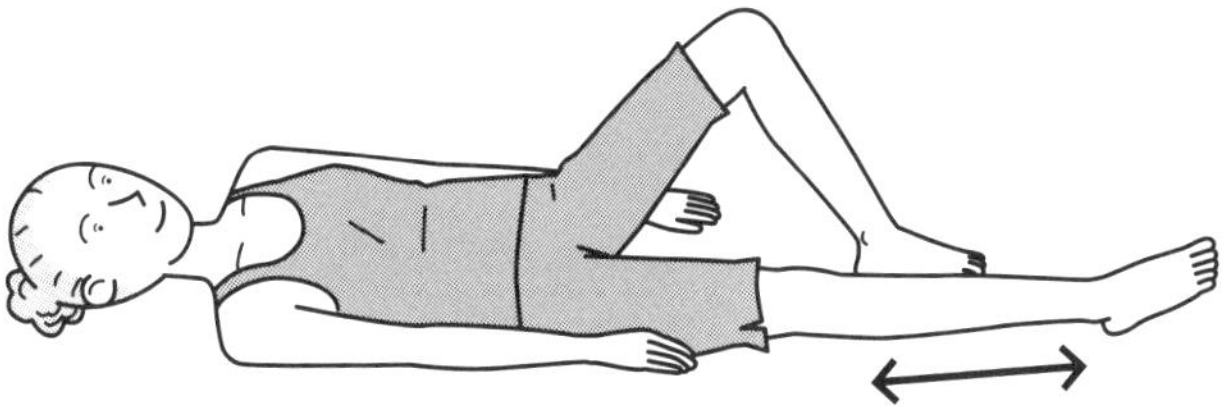

②ひざは、片脚ずつ曲げ伸ばし20回

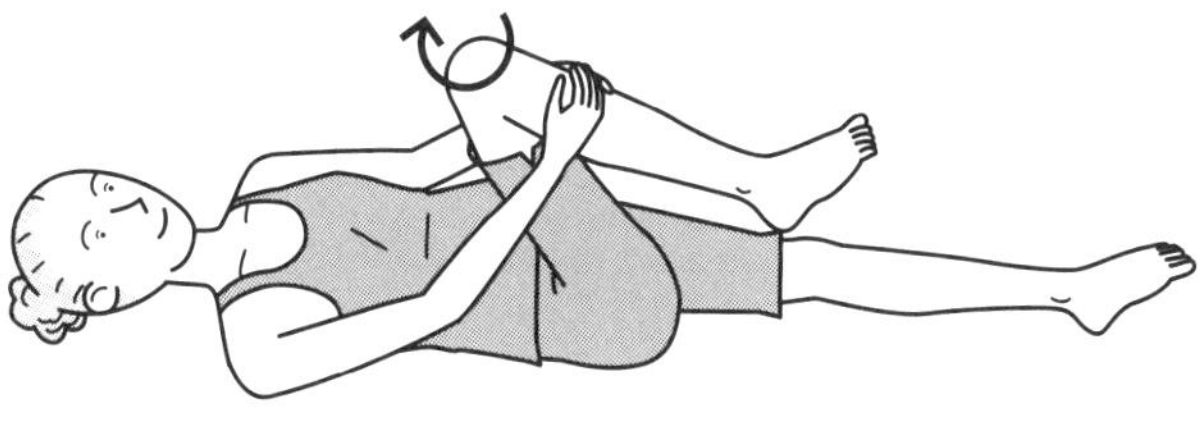

③股関節は、片脚ずつ、ひざを曲げて胸のほうに寄せ、そのひざがしらも外回しを３回転、ゆっくりと抵抗なく回せる範囲で動かす

図22　寝る前に布団の上で寝転んでする柔軟体操

関節、股関節をよく動かす、それだけで効果があります。

毎日、柔軟体操を続けていけば、いくつになっても「足がつる」などという悩みとは無《む》縁《えん》でいられますよ。

からだが柔軟な人は年寄りではありません。アンチエイジングのためにも必要な毎日の体操です。

口臭・体臭――臭いの元は胃腸の中にある

油くさかったり、焦げくさかったりしたら要注意

臭いはいろいろ、感じ方もいろいろ。どんな臭いを不快と感じるかは人それぞれですし、不快の程度にも個人差が大きいのです。なにしろ「臭いだけをテーマにして文化を語れる」といわれるほどなのですから、臭いの受け止め方にも文化的背景があるのでしょう。「臭い」をすべて悪だと決めつけても高度な文化は育ちません。

したがって、口臭も体臭も気にする必要はない……といい切りたいところですが、なかなかそうもいきません。年をとると、どうしてもからだの臭いがきつくなるからです。これも老化現象なのですね。

口臭も体臭も、自分ではさほど気にならないかもしれませんが、やはり若い頃よりは気をつけましょう。頻繁《ひんぱん》に入浴し、こまめに歯をみがき、うがいをしましょう……。これは、周囲の人に不快な思いをさせないためのエチケット。ただし、それで臭いが消えるわけで

はありません。

臭いの元は、多くの場合、胃腸の中にあります。年をとると消化機能が衰えるため、食べたものが口内や胃、食道の内部で腐敗《ふはい》して、いやな臭いを発するのです。小腸や大腸の働きも弱まるため、腸壁には宿便もたまっています。

臭いの元を断ちたいなら、体内によけいな食べものが残って腐《くさ》らないよう、食べる量を調節するとよいでしょう。自分の年齢や健康状態に見合った量にして、しっかり吸収できるように、よくかんで食べましょう。

要するに、**小食のすすめです。**それだけで、口臭も体臭もかなり軽減できるはずです。

ただし、気をつけなければいけないのは、臭いの奥に深刻な病気がひそんでいる場合です。五行《ごぎょう》思想（古代中国に端を発する自然哲学の思想）では、臭いを五行に割りふり、それぞれの臭いを病気のサインと考えています。

油くさいのは肝臓が興奮しているサイン、焦《こ》げくさいのは心臓が興奮しているサイン、そして香ばしい臭いがするのは脾臓《ひぞう》、生ぐさいのは肺、腐った臭いがするのは腎臓が興奮しているサインです。

実際に調整を続けて体調がよくなれば、臭いは軽減します。

耳鳴り・難聴——耳のトラブルは「腎」の弱り

脚が丈夫な人は耳もいい

「キーン」といういやな音がつねに頭の中で鳴り響く耳鳴り、気がついたら耳が遠くなっている難聴《なんちょう》。

これらの症状は「腎虚《じんきょ》」、つまり腎経の弱りが原因と考えられています。

年齢を重ねれば自然に生じる症状ですが、誰にでも同じような症状が出るわけではありません。からだが柔軟で、かつ脚が丈夫な方には、年をとっても耳のいい方が多いようです。

耳のトラブルは、腎の弱りといわれ、腎経の経絡《けいらく》が通るアキレス腱《けん》は硬くなっています。

側頭骨《そくとうこつ》はからだの外側の筋肉と連鎖《れんさ》しているので、側頭骨の動きは股関節の動きと関連しあっています。要するに、脚の運動能力が高く、しっかり歩けると、耳もいいということですね。

ふだん耳鳴りに悩まされている方でも、体調がよいときには耳鳴りも軽減していることにお気づきのはず。

耳鳴りや難聴の対策としては、体調を整えることが第一なのです。

セルフメンテナンスとしては、腰をねじる（95ページの「ねじり体操」をして左右の行きやすさを確認）。ねじれを改善して、足腰が弱らないように歩くことを心がけること。

とくに、**足首をよく動かすことが大切**です。また、肩甲骨を動かすと、肩から首にかけての筋肉がやわらかくなると側頭部もゆるみ、バランスがとれてきます（58ページの「肩甲骨寄せストレッチ」参照）。

ここでは「**耳引き**」（図23）という簡単な対処法をご紹介しておきましょう。**耳鳴りがしているとき、耳の聞こえが悪いときに行うだけではなく、日頃から耳を引っぱる習慣をつけておくと、交感神経の緊張が抑えられる**というおまけがついてきます。

さらに、「**耳鳴りがするときの対処法**」（図24）をもう一つご紹介しましょう。

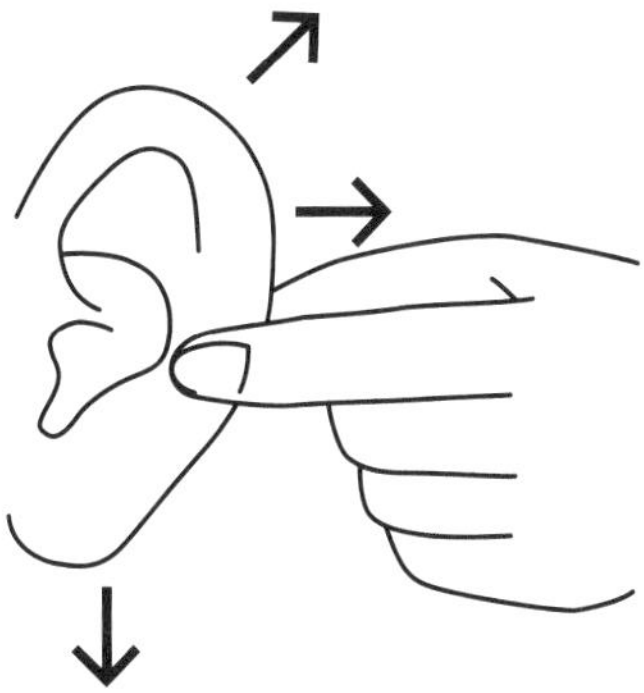
耳たぶではなく、奥のほうに指を引っかけ、矢印の方向にゆっくり力を入れずに引っぱる
＊耳の穴が広がるイメージで

図23　耳引き

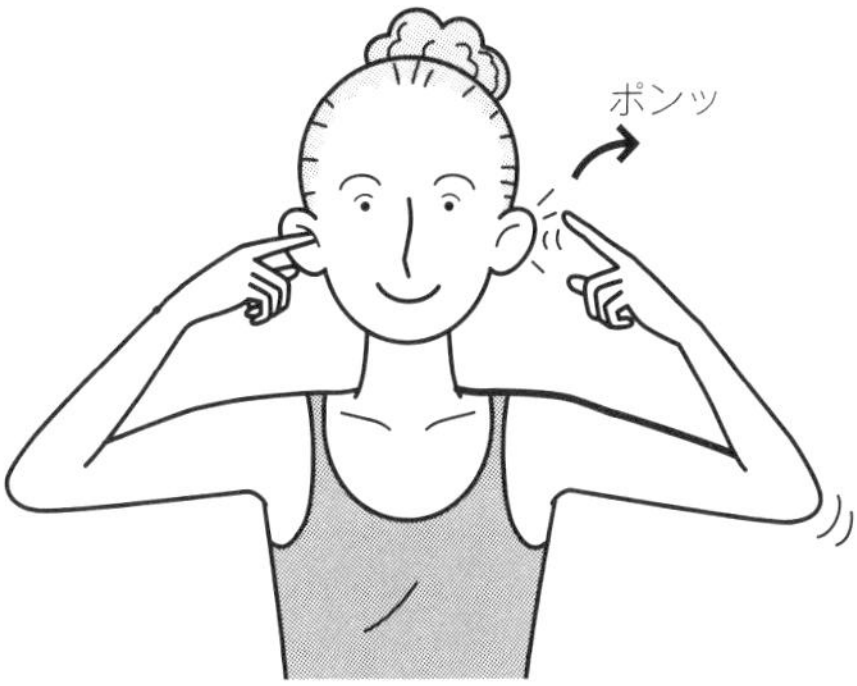
ポンッ

①人差し指を伸ばして、両側の耳の穴にまっすぐ入れる。無理のない範囲内で奥まで入れるが、爪で耳の内部を傷つけないように注意
②そのまま指をくるりと半回転させて、耳の中の空気が逃げないようにする。片方の指で空気を耳の奥に送りこむような気持ちで、小刻《こきざ》みに押す
③指は片方だけポンッと抜く。続いて、反対側の指も同じように抜く。両方一度に抜くと鼓膜《こまく》を痛めるので、必ず片方ずつ

＊耳鳴りがあるときは２～３回続けて行うと耳鳴りが止まる

図24　耳鳴りがするときの対処法

むくみ——骨盤がねじれている

燃えるからだに変えていく

朝起きると目がはれている、夕方になると足がむくんで靴がきつい、ふくらはぎがむくんでブーツがはけない……。

むくみはズバリ、代謝《たいしゃ》が悪いということですね。筋肉の表面を流れているリンパ液の流れが悪化して、皮膚の下にリンパ液がたまってしまうことが原因です。そんなときは血行が悪化し、冷えの症状も出ています。

むくみやすい方の姿形は、骨盤がねじれているのが特徴的です。「腰椎3番体操」（57ページ）を試してください。ねじれを矯正する体操です。

むくんでいる人の太ももの周囲を測ると、左右で2センチ近く違います。骨盤がねじれているため左右で重心のかかり方が異なり、むくむ程度も違ってくるのです。重心のかかる側の脚が太くなるのが一般的です。

①あおむけに横たわり、両手両脚を開いて大の字になる。全身の力を抜いてリラックス
②右脚を伸ばしたまま左側に向け、伸ばす。同時に、左腕を右側に投げだす。おへそを中心にして、からだ全体をねじるように。そのまま５秒間キープ
③元の姿勢に戻したら、反対側も同じように。左右交互に２回ずつくり返す
＊肩を浮かせないように。頭も動かさず、目だけで足のつま先を追う

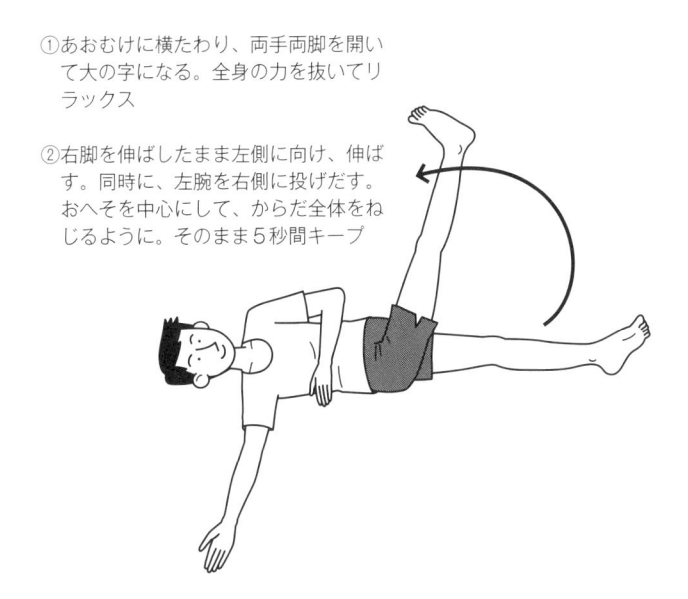

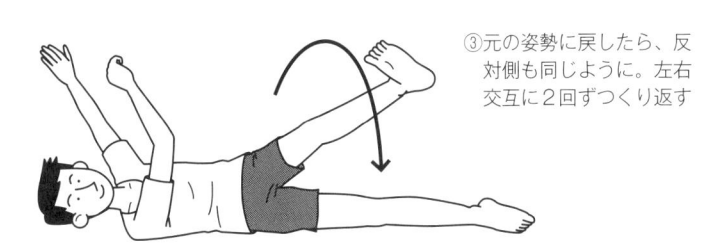

図25　ねじり体操

でも、この腰椎3番体操を1回行うだけで、細いほうの太ももと同じサイズになります。何日か続ければ、むくみにくいからだに改善できます。

また、**骨盤から肩までのゆがみを整える「ねじり体操」**（図25　95ページ）もおすすめです。

日常生活の中で積極的にからだを動かす工夫も必要でしょう。むくみやすいという人は、日頃から運動不足でしょう。まずはからだを動かして筋肉量を蓄《たくわ》え、燃えるからだ（代謝のいいからだ）に変えていきましょう。そうすれば自然と代謝もよくなり、むくまない体質に改善できます。

それが続かない人は関節を動かします。じつは、関節がからだの「流れ」をつくるのです。

手、**足を回しているだけでずいぶん違います。**不精な方は、すわったまま足首、足の指を動かしていきましょう。四肢《しし》（両手、両足）の関節はむくみに効果抜群です。

頭痛——骨盤体操で頭痛を忘れる

頭蓋骨と骨盤の深い関係

慢性的に頭が痛い、生理前になると頭が痛い、目が疲れて頭が痛い、睡眠不足で頭が痛い、肩がこって頭が痛い……。

「頭痛」の症状はさまざまです。痛む場所も、頭の横だったり、こめかみだったり、耳の裏あたりだったり、後頭部だったりします。ただし、頭痛もちの方のからだを拝見すると、頸椎《けいつい》と頭蓋骨《ずがいこつ》にゆがみが生じているのです。

例外は、急性の頭痛、頭を打ったときの吐き気をともなう頭痛、金づちで打たれたような激しい痛みのある頭痛。このような痛みを感じたときは、すぐ医師の診察を受けてください。

慢性化している頭痛については、ゆがみに着目しましょう。頸椎の異常を引き起こしているのは骨盤のゆがみです。一般に**「頭痛もち」と呼ばれる部類の頭痛に対しては、骨盤**

のゆがみを改善することが必要です。

頭痛を訴えて私たちの治療院を訪れる方は大勢いらっしゃいますが、頸椎や頭蓋骨の調整だけではなく、骨盤のゆがみをきちんと調整することが重要です。

なぜ頭の痛みを骨盤で治すのか、不思議に思われるかもしれません。でも、頭蓋骨と骨盤は深い関係にあるのです。

形状からして、よく似ていると思いませんか？　見比べると、後頭骨は仙骨《せんこつ》に似ているし、側頭骨は腸骨に似ています。頭の顎関節《がくかんせつ》にあたるものが骨盤では股関節、そして下顎《かがく》骨《こつ》が恥骨。私たちは顔を見れば、はじめてのお客さまでもその方の股関節の状態がおおよそ予測できるのです。

頭痛があるときの骨盤の状態を調べてみると、頭痛のある部位と骨盤の痛む部位が相関していることに気づきます。たとえば、生理前の頭痛では仙骨の上に痛みがありますし、側頭痛では股関節まわりに痛みのあることが多いのです。

とはいえ、自分で調整するときには、そんな細かい部位まで探すことができませんから、骨盤全体の運動をおすすめします。骨盤全体のゆがみを改善する「仙骨ゴロゴロ体操」（図26）を習慣にしておけばいいでしょう。

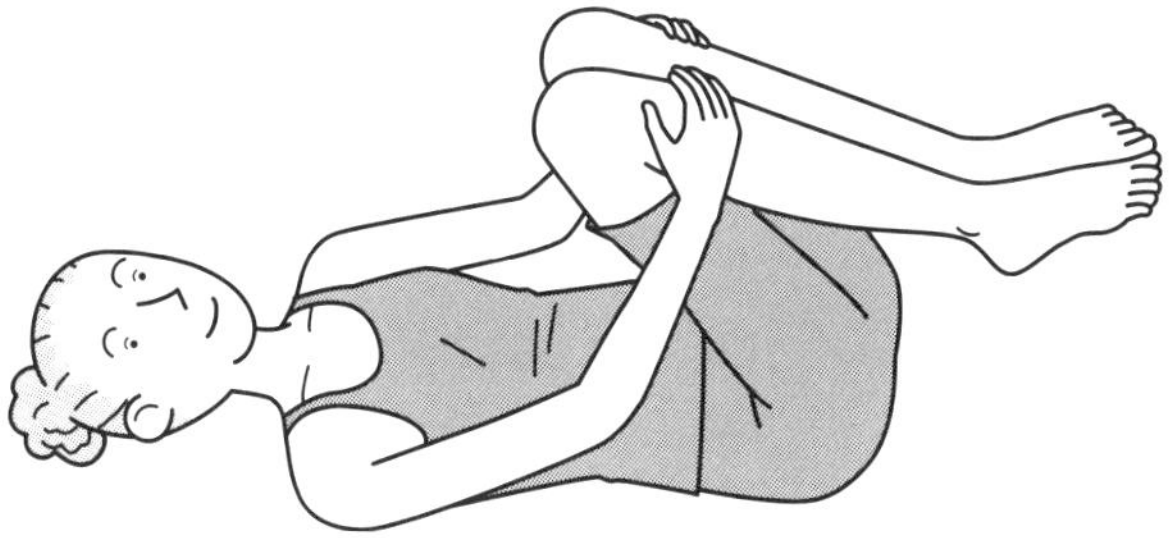

①あおむけに寝て、両ひざを胸につける
ようにしてかかえこむ

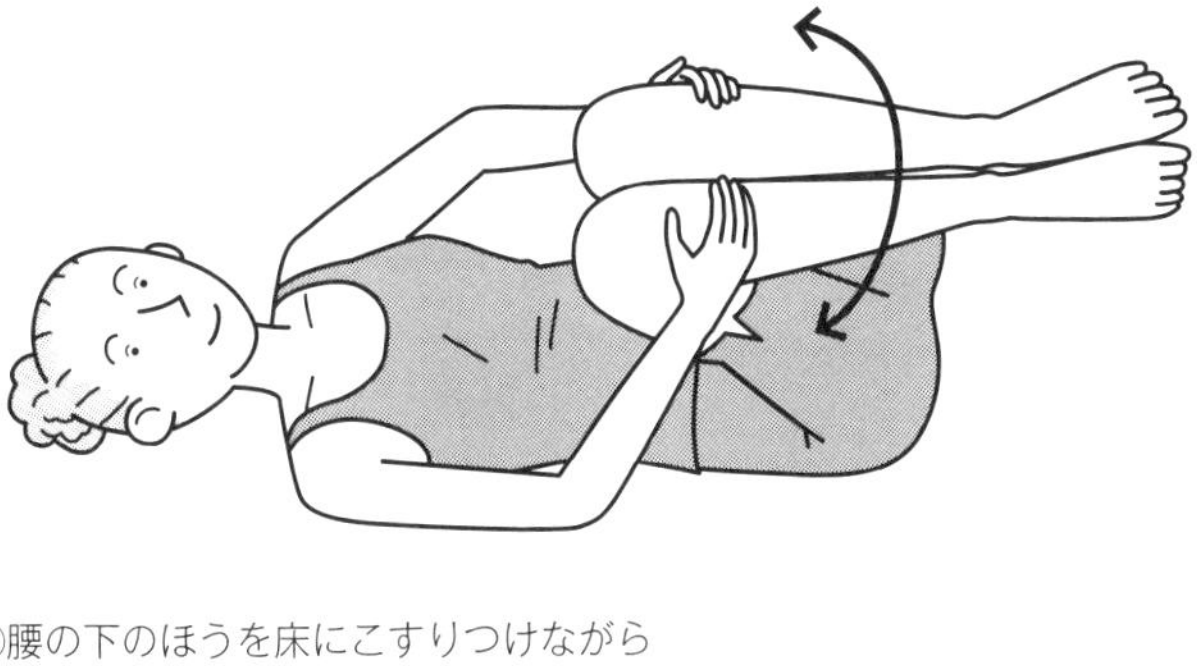

②腰の下のほうを床にこすりつけながら
からだを動かし、気持ちよく感じる部
分を集中的に刺激する

図26　仙骨ゴロゴロ体操

骨盤全体のゆがみがなくなれば、自然と頭痛も解消します。事実、治療院のお客さまの中には、「骨盤体操をしていたら、いつのまにか頭痛を忘れていた」という方がたくさんいらっしゃいます。

慢性化した頭痛は、治すにも時間がかかるかもしれません。でも、体操を続けていればよくなりますから、あきらめないで1ヵ月程度は続けてください。

メタボリックシンドローム――体内時計を利用するのがいちばん

脱・夜型人間

ある日、ふと自分のおなかを見て、「あれれッ！」と驚いた経験をおもちの方はたくさんいらっしゃいますね。ふと気づいたらおなかまわりが太くなって、脂肪がつかめる。パンツの上にお肉がのっている……。同じ量の脂肪が内臓にもついていると思うと、ぞっとしますね。

脂肪は、ある日、突然、気がつくのです。代謝が落ちるとき、骨盤の可動域がなくなるとき、顔がたるんで大きく見えはじめるとき、突然のように脂肪が内にも外にもついているのです。

そんなときは、日頃、自分がどんなふうに過ごしているかをふり返ってみましょう。ひょっとしたら、あなたは朝寝坊の夜型ではありませんか。

生物のからだには、お日様の動きが大きな影響を与えています。朝の光でからだが目覚め、骨盤が閉まります。これは、動きはじめる準備です。日が沈んで暗くなると、骨盤はゆるみはじめます。からだが寝るための準備です。

そうしたからだの活動を支配する体内時計は、太陽の動きとシンクロしています。**太陽の動きに合わせて生活するとき、私たちはいちばん健康**なのです。だとすれば、メタボ解消にも体内時計を利用しない手はありません。

だって、朝型人間に肥満した人は少ないでしょう？　夜型人間に筋肉のひきしまった人は少ないでしょう？　ちなみに、**メンタルが弱くなった人は夜眠れなくなります。うつ状態になりかけると、朝、起きられなくなります。アレルギー症状のある人も朝が弱い、**そして夜になると悪化してさらに眠れなくなる。

カーテンをあけて、朝日に5分でもあたりましょう。日があたらない部屋でしたら、窓をあけて空気を入れ換える。それだけでも効果があります。

夜早く寝て、朝早く起きるだけでメタボはよくなります。プラス、夜の9時過ぎには何も食べないこと。それだけで体重増加はストップします。

体重が増加しないだけでは足りず、いまより落とそうと思うなら、食事を減らすしかありません。ここでも、まず必要なのは、日頃の食生活の見直しです。

あなたは食事をするたびに、食べた内容を確認しているでしょうか。「食べてない」とおっしゃる人ほど、じつはしっかり食べていることが多いようです。少なくとも、自分が何カロリーくらい食べたかくらいはわかるようになってください。

同じようなドレッシングでも、オイル入りとノンオイルとではまるっきりカロリーが違うこと、同じ肉でも調理の仕方によってカロリーが大きく違ってくること、それぐらいは知っておかないと、ダイエットは成功しません。

さらに、メタボ解消が目的のダイエットでは、ただ体重を落とすだけでなく、内臓脂肪を減らさなければなりません。食事の全体量を減らすだけでなく、脂肪分を集中的に減らす必要があります。

そのために、週1回の「油抜き日」をつくるというのはどうでしょう。ついでに「肉抜き日」や「砂糖抜き日」「ビール抜き日」「日本酒抜き日」なんかをつくってみてもいい。ゲーム感覚で工夫してみれば、けっこう楽しめそうですよ。

内臓脂肪を燃やす法

メタボ解消には、日常生活の改善とともに適度な運動も必要です。単純な肥満と違い、メタボの場合に問題なのは、内臓についている脂肪です。この内臓脂肪を燃やすためには、腕や脚の筋肉を動かすだけでなく、深部筋（インナーマッスル）を鍛えて内臓を効率よく動かすことが必要です。

それには、呼吸を使った運動が効果的。**息を吸いながらおなかをへこませる、これが基本です。**この運動をアレンジして、張りだしたおなかをへこませましょう。「ドローインスクワット」（図27）をはじめてみましょう。

骨盤の可動域を広げる運動も効果的です。太鼓《たいこ》腹《ばら》になっている人は、骨盤が閉まったまま動かなくなっていることがよくあります。そのため、本来は腹腔《ふくくう》内にあるはずの臓器が骨盤の内側におさまらず、骨盤の上にのって張りだしているのです。

「おしり歩き」（図28）で坐《ざ》骨《こつ》の動きをつけると骨盤がゆるみ、骨盤内の内臓器がおさまって、張りだしたおなかがへこみます。

また、これは基本中の基本ですが、日頃から歩くことを心がけましょう。

一日30分の早歩きが糖尿病《とうにょうびょう》患者に効果があることが厚生労働省から発表されています。私のお客さまでも、30分の散歩をはじめた方は、明らかに背中の肉、太ももの肉がしまってきます。忙しくても、通勤時間などを利用して30分の早歩きを試しましょう。

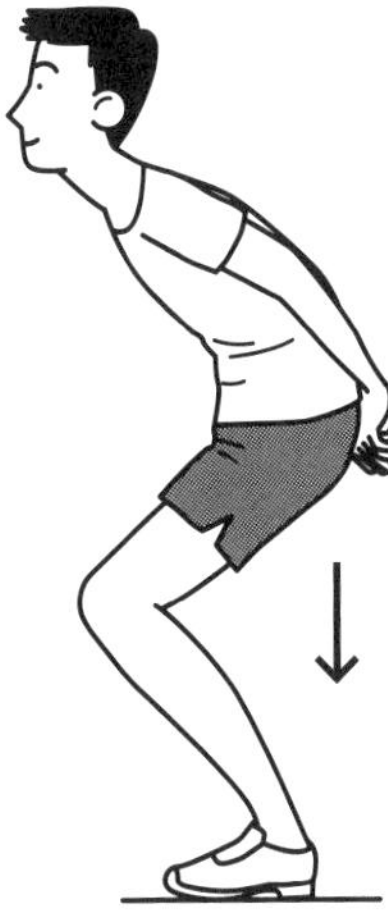

①背筋を伸ばしてまっすぐに立ち、両脚を軽く広げる。肩甲骨を寄せるようにして、両手を後ろで組む

②腰をゆっくり落とし、背筋を伸ばしたまま前傾姿勢になる。そのままの姿勢で、息を吸いながら、できるだけおなかをへこませて30秒間キープ

③息を吐きながら、元の姿勢に戻る

＊前傾すればするほど効果はあるが、腰が痛い人は浅い角度で行う。また、腰に痛みを感じたら、すぐやめる

図27　ドローインスクワット

床に脚を伸ばして座り、手を左右に大きくふりながら、おしりで歩くようにして２メートルほど前進する

＊歩くとき、ひざを曲げないように注意

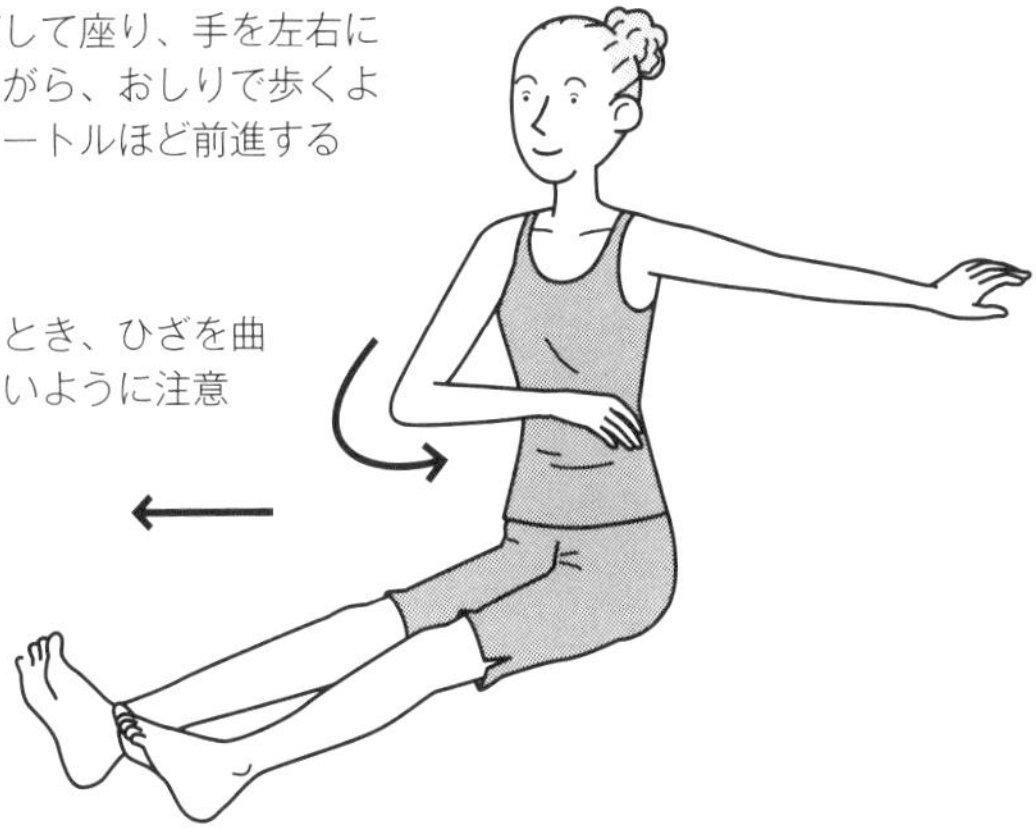

図28　おしり歩き

さらに、「その場足踏み」（85ページ）もおすすめです。
やり方としては、手を大きくふることに集中して、なるべく速く足踏みをします。から
だが熱くなるまで行いましょう。

第3章　病気になっても早くしっかり治す法

病気になるとからだがゆがむ

筋力と免疫力を落とさないために

身体均整法の治療院には、毎日、さまざまな悩みを抱えた方々が通っていらっしゃいます。「肩こりがひどい」「腰が痛い」というように不調や痛みの症状を訴える方もいますが、すでに病院で糖尿病《とうにょうびょう》、子宮筋腫《しきゅうきんしゅ》、高血圧、ぜんそくなど、はっきりした病名を告げられて治療中の方も多数いらっしゃいます。

身体均整法では病名を問いません。私たちが診《み》るのは、あくまでも姿勢のみ。お客さまのからだを拝見してゆがみを分析し、肩甲骨《けんこうこつ》の状態、骨盤《こつばん》の状態、背骨の形や筋肉の流れを確認するのです。背骨は正直に内臓の状態を教えてくれます。

私たちのからだは、健康であれば姿勢全体にゆがみがなく、全身のバランスが整っています。ところが、どこかに病気があると、必ずからだにゆがみが生じます。ゆがむ場所やゆがみ方は病気によって異なります。

からだのゆがみを見れば、不調の原因がわかります。そして、からだのゆがみを解除すれば、病気は自然に治《なお》ります。

なぜなら、**私たちのからだには**、みずからの力で病気を克服し、健康を取り戻そうとする**「自然治癒力《ちゆりょく》」が備《そな》わっているので**、その人なりのあるべき姿に戻せば、**自己免疫力《めんえきりょく》を最大限に発揮でき、病気も克服できる**のです。


この章では、すでになんらかの病気をかかえているとき、また特定の病気の診断を受けたとき、少しでも早い治癒をめざすための方法をご紹介します。

免疫力アップをめざし、体力や筋力をつけるために、やみくもに運動しようとする人がいます。でも、ただ運動すればいいというものではありません。的外《まとはず》れな運動をしても、期待したほどの効果が上がらないばかりか、かえって体力を失ってしまうケースもあります。症状に応じたトレーニングを行う必要があるのです。

特定の病気と闘っている間は、一時的にゆがみを改善できても、病気がすぐまた新たなゆがみをつくりだしてしまいます。その結果、イタチごっこのような状況になることもあるでしょう。

それでも、あきらめずに改善の努力をしてください。ゆがみを改善しておけば、確実に**服薬の効果が高まるし、治癒にかかる時間が短くなります。**私は臨床上《りんしょう》、そう実感しています。

とくに、抗がん剤などの強い薬を服用していらっしゃる方にこそ、ゆがみをとる矯正体操《きょうせいたいそう》をおすすめしたいと思います。

抗がん剤は体力も気力も奪いがちです。「疲れはてて動く気力もない。こんなときに体操なんかとんでもない」と思われるかもしれません。でも、そんなときだからこそ、病気に打ち勝ち、健康なからだを取り戻すための筋力や免疫力が必要なのです。

ベッドに横たわったままでできる簡単な体操があります。できる範囲内で続けると効果が出てきます。ぜひとも筋力を落とさない生活を心がけ、免疫力を落とさない努力を続けてください。

胃腸――胃腸が弱ると肩がこる

左鎖骨下神経が緊張する

まずは、日本人の国民病ともいうべき胃の疾病《しっぺい》について考えてみましょう。よくある胃痛や胃もたれからはじまって、急性胃炎、ストレス性胃炎、胃下垂《いかすい》、胃拡張、胃潰瘍《いかいよう》……。どれもおなじみの病名ですね。

胃腸の不調は肩の緊張を生みます。胃、肝臓《かんぞう》、膵臓《すいぞう》の不調は左鎖骨《さこつ》下神経を緊張させ、その結果、肩こりを引き起こすのです。胃痛や胃もたれと同様、肩こりも日本人の国民病ですね。

では、代表的な胃の不調や病気について考えていきましょう。

「逆流性食道炎」には即効体操がある

最近、よく耳にする病名に「逆流性食道炎」があります。ゲップが頻繁《ひんぱん》に出るのが典型

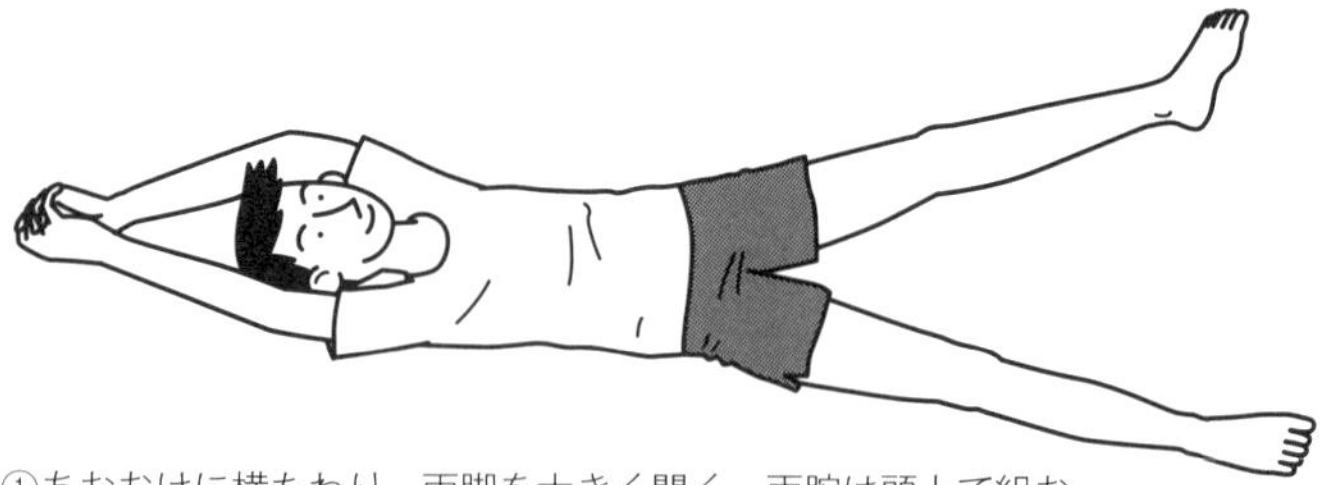

①あおむけに横たわり、両脚を大きく開く。両腕は頭上で組む

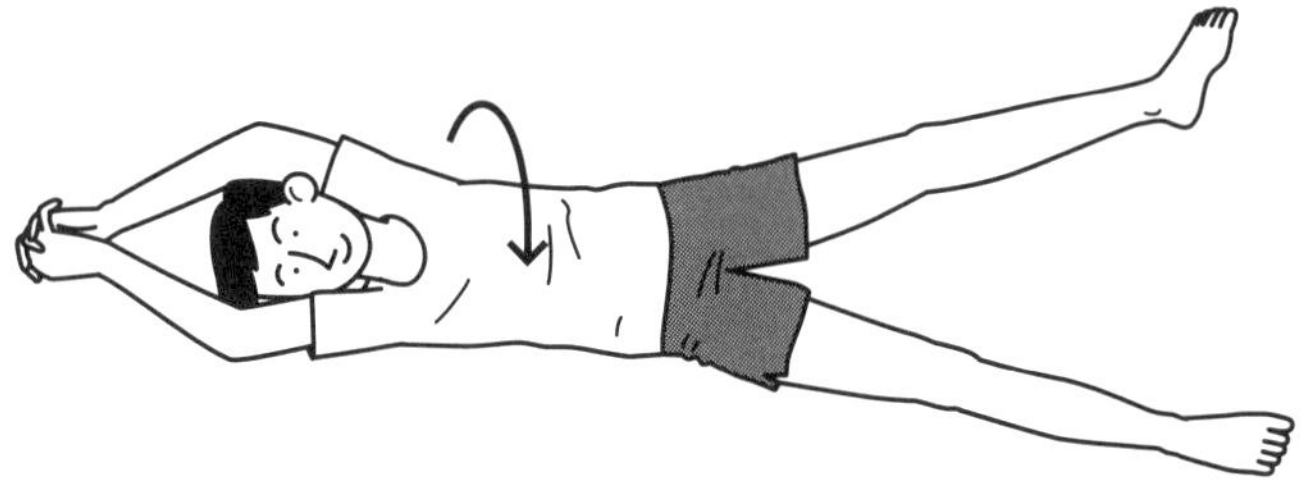

②上体だけを左右にひねって、ひねりやすい側を見つける。ひねりやすい側にひねって、大きく息を吸って止め、できるだけ我慢
＊上体をひねったときに腰が浮かないように

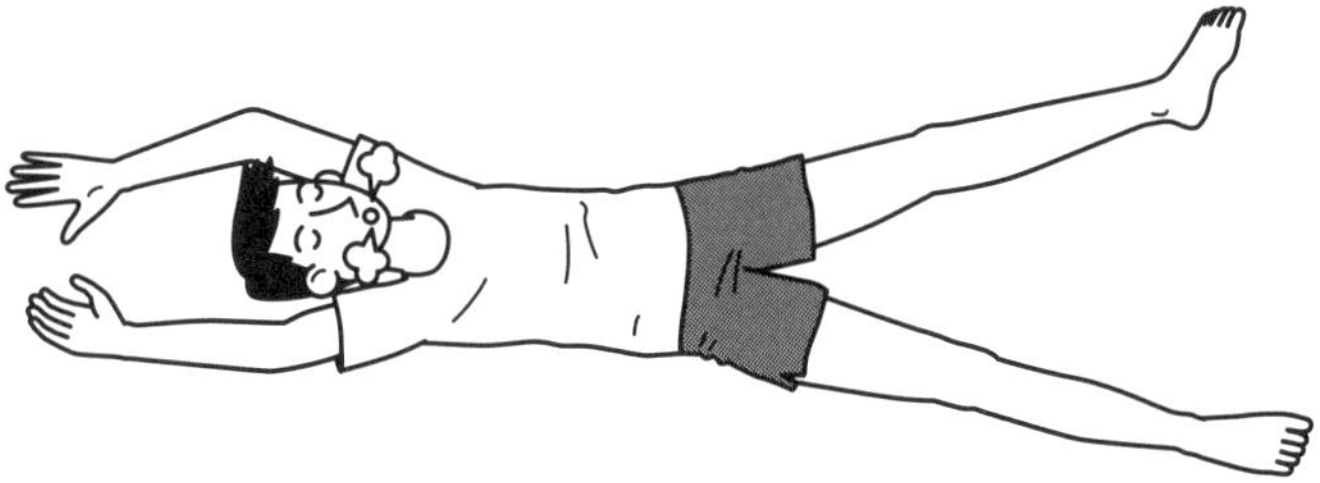

③息が苦しくなったら一気に吐きだし、全身の力を抜いてリラックス。呼吸が整ったら終了

※１回だけ行う

図29　胸椎８番体操

的な症状で、胃もたれ、胃の膨満感《ぼうまんかん》があります。

近年、とくに増加しているとされますが、その原因にはパソコン、スマートフォン使用による目の疲れがあるのではないかと感じています。**目の疲れはみぞおちを緊張させるため、ダイレクトに胃に影響が出るのです。**

逆流性食道炎の特徴は、肋骨《ろっこつ》にゆがみがあって横隔膜《おうかくまく》が正常に動かないため、胃の噴門《ふんもん》部《ぶ》がうまく開閉しないことです。

このような動きの制限による障害は、薬を飲むより、運動系で調整するほうが手っとり早いでしょう。

胸椎《きょうつい》の８番を矯正する「胸椎８番体操」（図29）で横隔膜の動きを調整すれば、すぐ治ります。

「胃酸過多」を抑える法

空腹時に胃に痛みを感じるのが「胃酸過多」。胃液に含《ふく》まれる塩酸の量が正常よりも多い症状のことです。

改善するには、胃液の分泌《ぶんぴつ》を抑えることが必要になります。

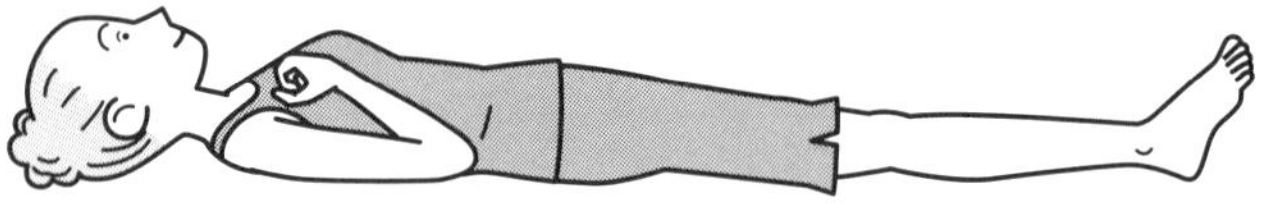

①あおむけに横たわり、両脚を肩幅くらいに開く。手を軽く握ってひじを曲げ、手先を肩につける

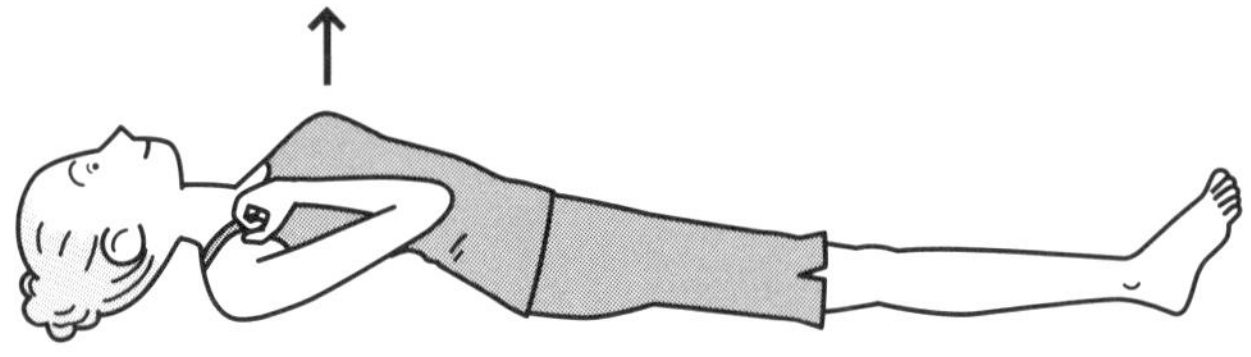

②胸を張ってからだを弓なりにそらし、肩甲骨を寄せる。大きく息を吸って止め、できるだけ我慢

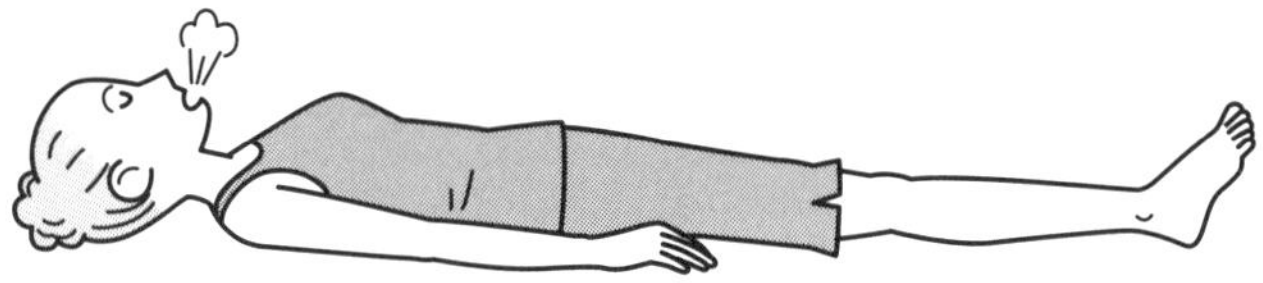

③息が苦しくなったら一気に吐きだし、全身の力を抜いてリラックス。呼吸が整ったら終了

※１回だけ行う

図30　胸椎３番体操

食事を小分けにして回数を増やすなどして、胃を空っぽにしないよう工夫してください。運動では肩甲骨の間にある胸椎３番を調整する「胸椎３番体操」（図30）が効果的です。

「胃痛」のときは足指を刺激する

食事の後に胃が痛む原因としては、食べすぎや消化不良、食中毒、刺激の強い食品の摂取、薬物服用や細菌感染が考えられます。

急に激しく痛むときは食べたものが悪いのですから、とりあえず吐けるだけ吐くといいでしょう。梅肉エキスをなめると、うまく吐くことができます。細菌性の病気の可能性もありますから、早めに病院に行ってください。

一時的な胃痛なら、通常は１～２日、絶食したり、消化のいいものを食べたりしていれば自然に治りますが、「胸椎５番体操」（図31　116ページ）を試してみてください。早く楽になります。

足指を広げたり、ぐるぐる回したりしてマッサージするのも効果的（図32　117ページ）。足の指には胃に関係するポイント（26ページの図３参照）がたくさんあるからです。

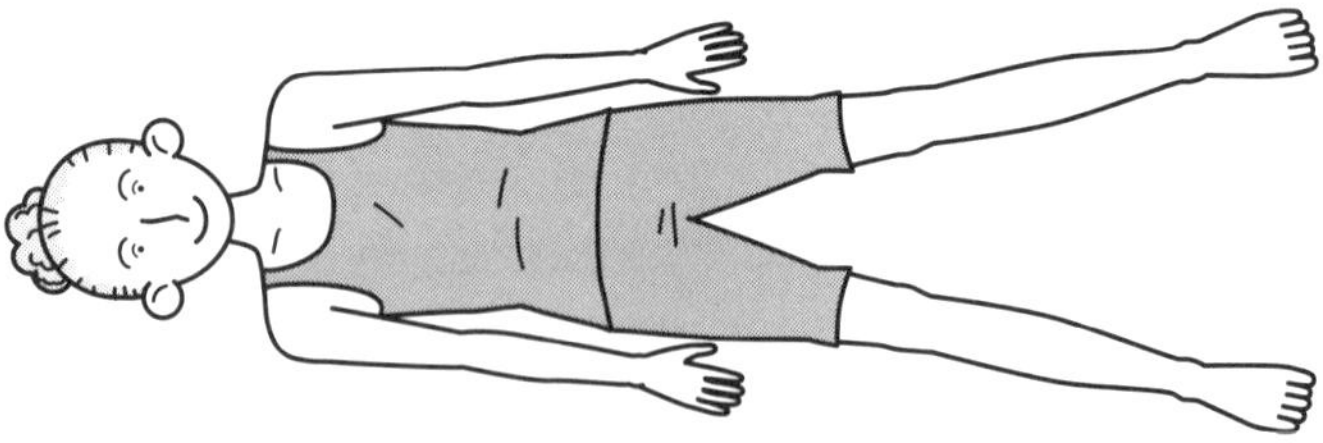

①あおむけに寝て、両脚を肩幅くらいに開く。両腕はからだの横につける

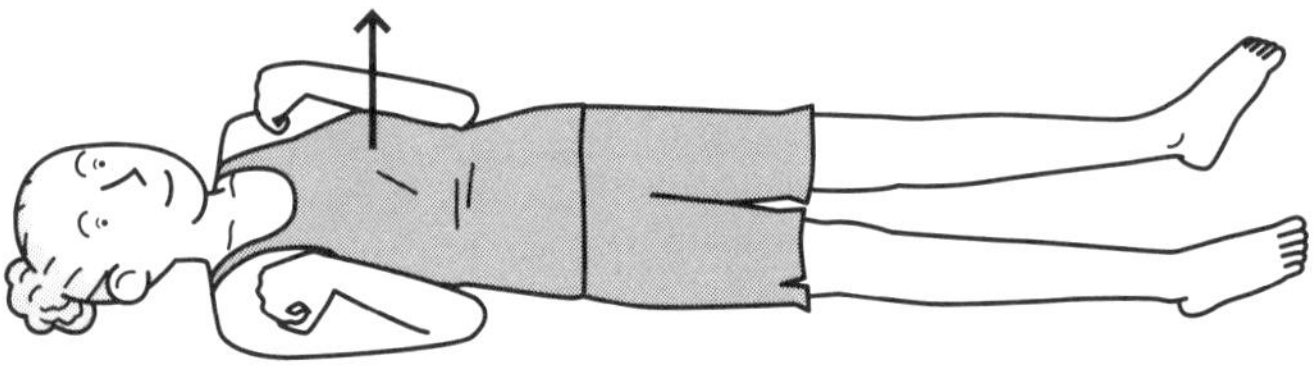

②ひじをからだの横につけたまま曲げて、こぶしを握る。あごを上に向け、
胸を張る。大きく息を吸ってから止め、できるだけ我慢
＊胸を張るときは、あごをつきだすようにする

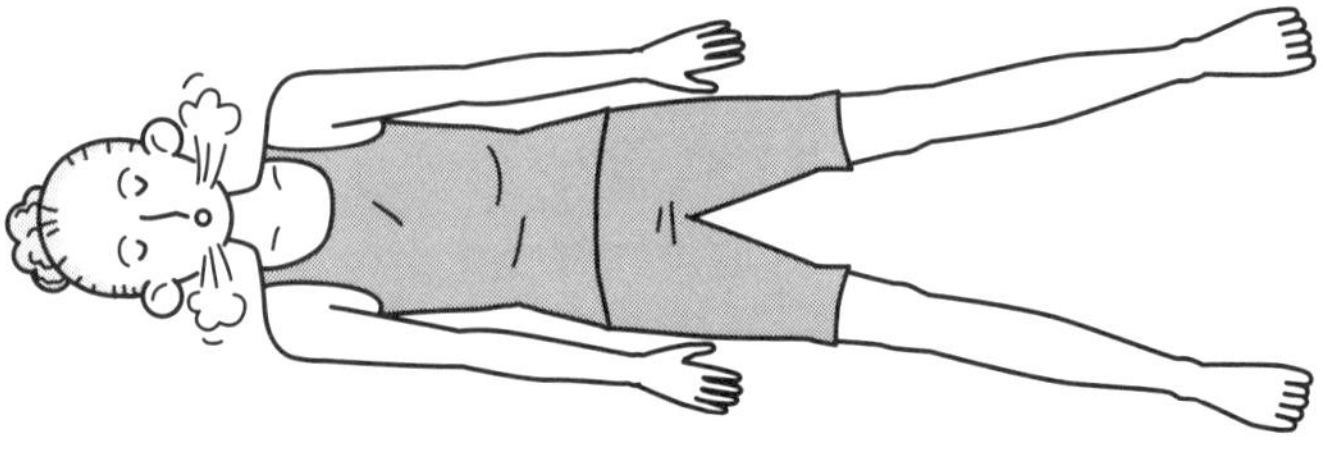

③息が苦しくなったら一気に吐きだしてリラックス。呼吸が整ったら終了

※１回だけ行う

図31　胸椎５番体操

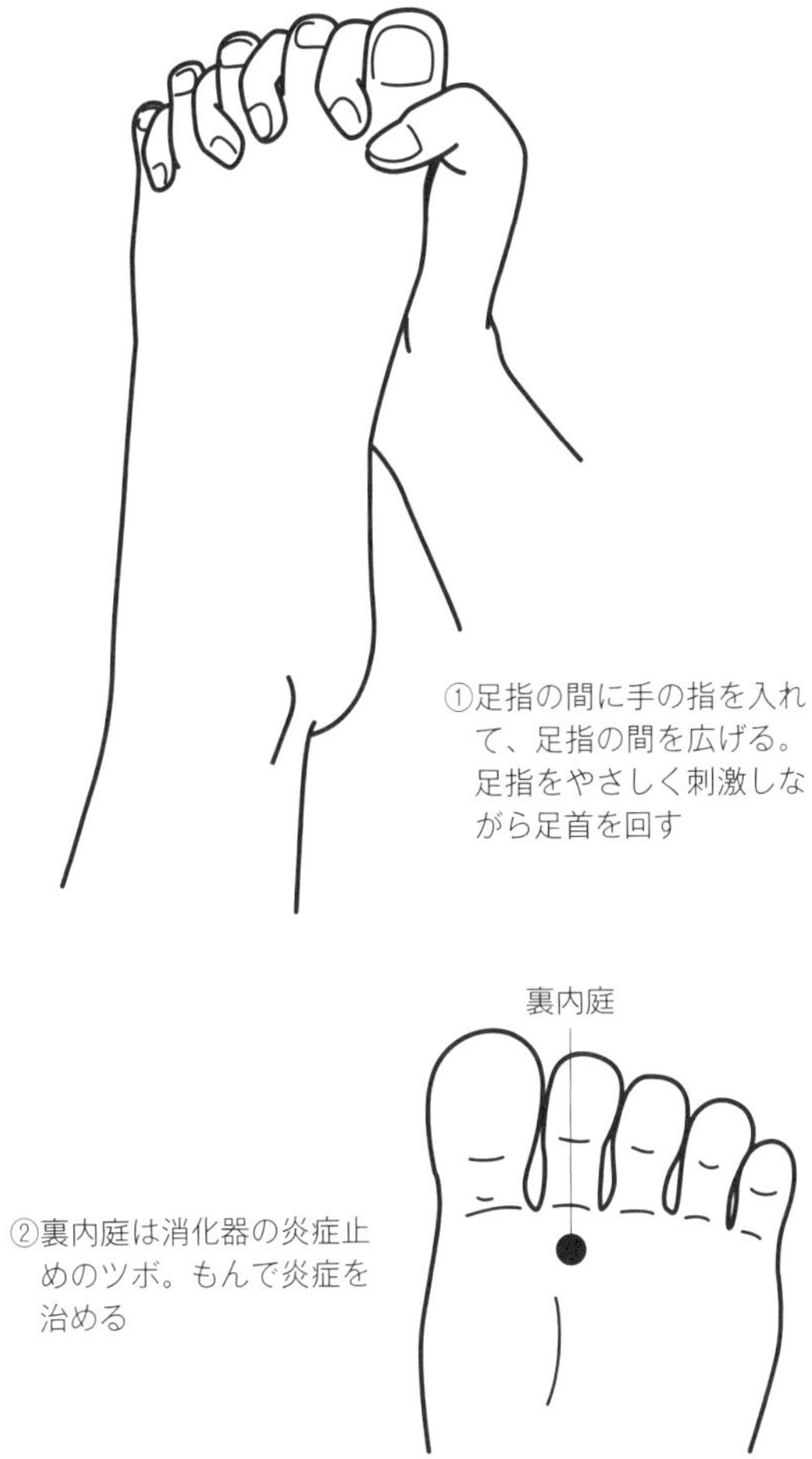
①足指の間に手の指を入れて、足指の間を広げる。足指をやさしく刺激しながら足首を回す
裏内庭
②裏内庭は消化器の炎症止めのツボ。もんで炎症を治める

図32　足指のマッサージ

ねこ背を直せば「胃もたれ」「胃弱」も改善する

「胃もたれ」は、胃のあたりがなんとなくすっきりせず、膨張感や圧迫感がある症状のことです。

ストレス性の慢性胃炎で胃の粘膜《ねんまく》が荒れていたり、胃下垂気味だったりすると起こります。一時的な胃もたれなら、通常は1〜2日間、胃を休めると楽になります。

胃もたれになりやすい方のからだには特徴があります。胃に力が入らないため、背中が丸まり、ねこ背になっていることです。

一方、ちょっと食べすぎたり、合わないものを食べたりしただけで胸やけ、胃痛、膨満感を感じるのが「胃弱」です。

「胃弱」の人も、ほぼ例外なく大胸筋《だいきょうきん》が硬くなっているため、ねこ背気味です。やせていて、腹筋が弱いので、歩くときもうつむき加減でとぼとぼ歩きます。

メンタル面でいうと、ストレスをかかえやすく、自分で悩みごとをつくりだしてしまうようなところがあります。

たとえば、仕事中に上司がちらっと自分のほうを見ただけで、「何かまずいことをした

①背筋を伸ばして立つ。肩は軽く後ろに引き、おなかをへこませる

②片脚を軽く上げ、片脚でつま先立ちして30秒間キープ

③息を吐きながら元の姿勢に戻る

＊かかとを高く上げれば上げるほど、またキープ時間が長いほど、効果が高まる
＊左右、両足ともすること

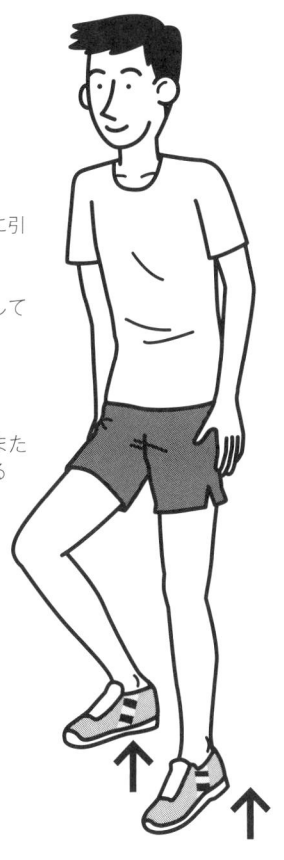

図33　片足立ちドローイン

のだろうか」などといらぬ心配をはじめ、勝手に気を回し、自分で疲れてしまうのではないでしょうか。

「胃は頭」という言葉もあるくらい、メンタルと直結している臓器なのです。堂々と胸を張っている人に胃弱者はいません。いまは胃弱の人だって、いつも胸を張っていれば治ります。

問題は、胃もたれや胃弱に悩む人には、胸を張るための筋肉やからだの軸《じく》をつくるための筋肉がないこと。**深部筋が軟弱で体幹部《たいかんぶ》に軸がないから、内臓も弱くなるのです。**

ここでは、深部の筋肉を強くするための簡単な体操をご紹介します。「片足立ちドローイン」（図33　119ページ）で体幹を鍛《きた》えれば、下腹のたるみもなくなって、太鼓腹《たいこばら》も矯正できます。

血圧――股関節にカギがある

「高血圧」を治す手っとり早い方法

ある程度の年齢になると、誰でも気になりはじめるのが血圧の数値でしょう。とくに「高血圧」は恐怖の的です。

「高血圧」とは、一般に「上が１４０㎜Ｈｇ以上、下が90㎜Ｈｇ以上」の場合をいいます。頭痛や頭重、めまいなどの自覚症状をともなうことがあり、数値が高ければ高いほど心疾《しんしっ》患《かん》や脳卒中といった合併症《がっぺいしょう》のリスクも高まります。肥満、高脂血症、糖尿病が併発するとたいへん危険です。

高血圧の90パーセントは本態性、つまり原因不明と考えられています。心臓の欠陥や疾《しっ》患《かん》などはっきりした病気の合併症として起こる高血圧は10パーセントに過ぎず、ほとんどは遺伝や肥満、食事、運動不足、ストレスなどが原因で起こるということです。

だとすれば、生活習慣を工夫すれば改善できるはず。

血圧を下げる方法としては、塩分を控《ひか》えた栄養バランスのよい食事、適度な運動、規則正しい生活、禁煙、ストレスの発散などが知られていますが、股関節《こかんせつ》の可動域をつけることと便秘解消が第一と考えます。

血圧を安定させるには

脚のつけ根にあたる鼠蹊部《そけいぶ》は、血流を左右し、血圧に影響を与える重要な場所です。ここには大動脈と大静脈が通っているため、両脚を動かすたびに鼠蹊部も大きく動いて、大動脈と大静脈の流れに影響するのです。

両脚を動かしたり開いたりする関節は股関節です。だから、**股関節の動きを整えれば血流がスムーズになり、血圧も安定**します。

実際、歩くだけでもかなり効果があるのですよ。

ただし、ちょこちょこした小股歩きではダメです。大股で颯爽《さっそう》と歩いて、股関節を大きく動かしましょう。開脚運動なども加えれば、さらに効果的。とにかく脚全体をつけ根から大きく動かすことがポイントです。

股関節まわりをほぐして鼠蹊部の動きをスムーズにする体操をご紹介しておきましょう。

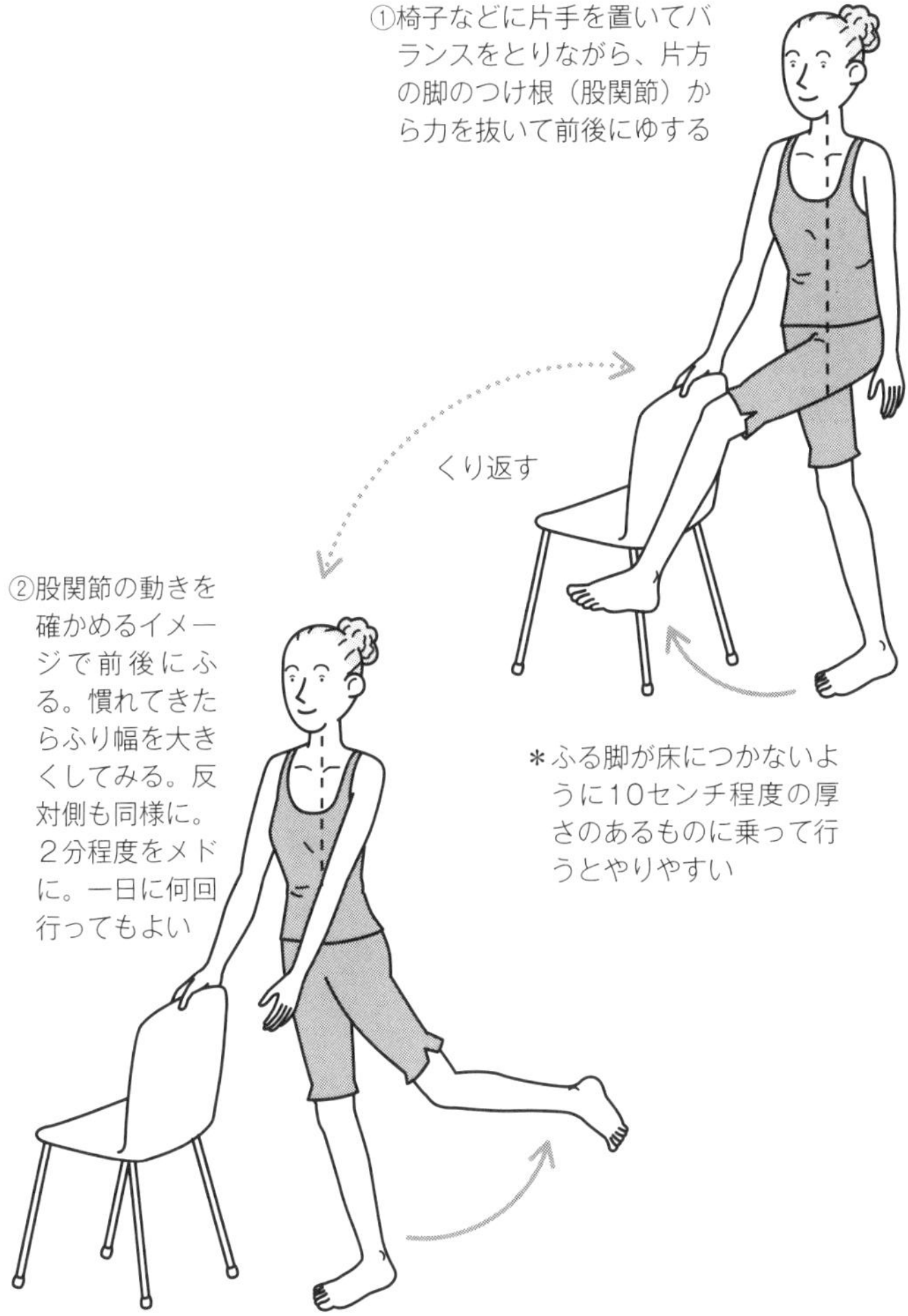
①椅子などに片手を置いてバランスをとりながら、片方の脚のつけ根（股関節）から力を抜いて前後にゆする
くり返す
②股関節の動きを確かめるイメージで前後にふる。慣れてきたらふり幅を大きくしてみる。反対側も同様に。２分程度をメドに。一日に何回行ってもよい
＊ふる脚が床につかないように10センチ程度の厚さのあるものに乗って行うとやりやすい

図34　股関節ほぐし

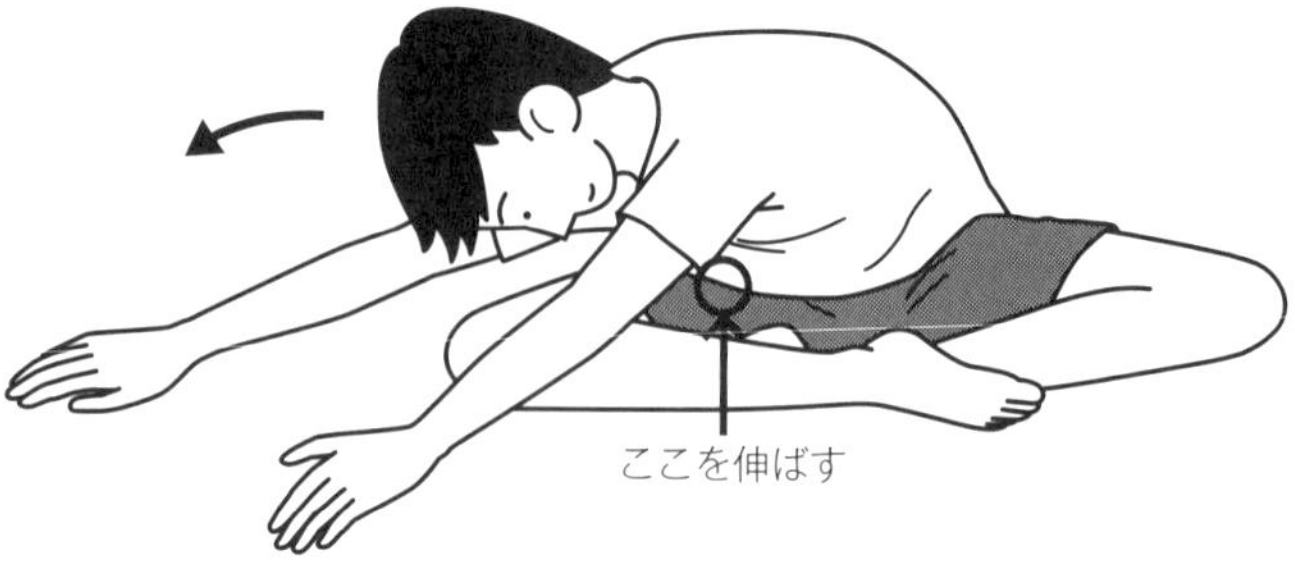

①床に座りあぐらをかき、伸ばしたいほうの脚をやや前に出し、前に出した脚と同じ方向にからだを動かし、股関節の後面の筋肉を伸ばして８カウントキープする

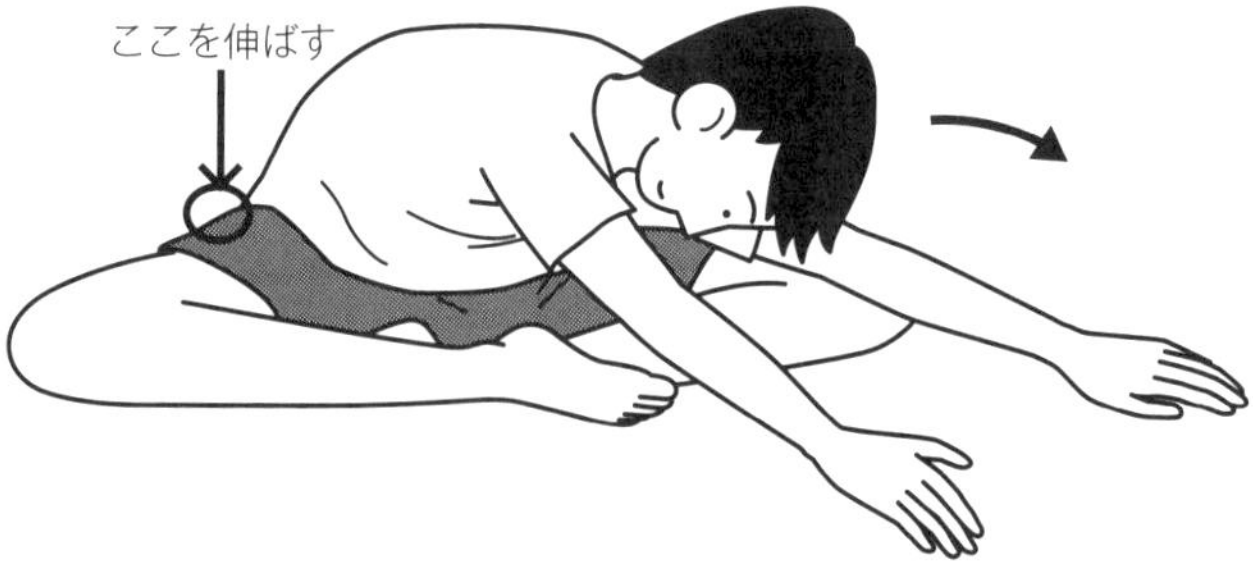

②次に、からだを反対に動かしていき、股関節の外側の筋肉を伸ばして８カウントキープする。これを３回くり返す。反対の脚も同様に

図35　股関節ストレッチ

両脚の可動域を広げる「股関節ほぐし」（図34　123ページ）と股関節周囲筋の後面、外側を伸ばす「股関節ストレッチ」（図35）です。

高血圧と便秘の切れない関係

血圧が高いと心臓に負担がかかり、腸への血流が不足するため、便秘がちになります。便秘を放置すると血液が汚《よご》れ、心臓にいっそうの負担がかかります。そんな悪循環を避けるためにも、便秘を断ち切ることが必要です。

毎日の食事をチェックし、便秘になりにくい食生活を心がけてください。粘《ねば》りのある納豆や山芋《やまいも》など、繊維質が多く、酵素《こうそ》を含む食品や生野菜を積極的に食べてください。

腸内に宿便がたまっているときは、軽い絶食も効果があります。

均整体操では、「**胸椎1番体操**」（65ページ）がおすすめです。便秘のときは胸椎1番が飛び出てきますが、ここは高血圧で変位しやすい椎骨《ついこつ》。やはり、便秘と高血圧は切っても切れない関係にあることがわかります。

「低血圧」の特効体操

「低血圧」の基準は、医学的にはとくに決まっているわけではありません。「上が100㎜Hg以下、下が60㎜Hg以下の場合」といわれることもあるし、「上が80㎜Hgを下回る場合」などといわれることもあります。いずれにしても、血圧が正常値より低めである状態をいうのでしょう。

低血圧の典型的な症状は、朝の目覚めが悪い、疲れがたまりやすい、立ちくらみがする……等々。高血圧ほど危険な合併症はないので、その点は安心です。ただし、急激に血圧が低下したときは要注意です。なんらかの内臓出血が考えられるので、すぐに検査を受けてください。

低血圧ならではの特徴としては、血圧の上と下の間が狭いほどつらいという点があげられます。

たとえば、上が80㎜Hgであっても上下差が30㎜Hgあればさほど問題はないのに、20㎜Hgを切るととたんに疲れやすくなります。頭はぼうっとするし、もの忘れは増えるし、歩くのも面倒で、何をする気力も出なくなってしまうのです。

低血圧気味の人に共通する体質は、内臓、とくに胃腸のはたらきが虚証《きょしょう》で、機能が弱っていること。粘り強い面もありますが、無理がきくからだではありません。働き方も「コツコツ、じっくり」が似合います。

股関節の動きがアンバランスなのは高血圧も一緒ですが、低血圧の場合は、どちらかというと右股関節が動きにくい人が多いようです。

高血圧の項でもご紹介した「股関節ほぐし」（123ページ）の体操に加えて、「骨盤トントン体操」（図36　128ページ）と「しこふみ」（図37　129ページ）をおすすめします。

ふくらはぎは「第二の心臓」とも呼ばれる場所で、血液を全身に送りだすポンプの役割も果たしています。

「末端の足先に近いのに、なぜ？」と思われるかもしれませんね。でも、全身の血流をよくするためには、心臓から遠い末端の筋肉ほど重要なのです。

ふくらはぎの筋肉が強ければ強いほど、血液をしっかりと心臓まで送り返すことができるからです。

骨盤をトントンと刺激して可動域を広げる体操は、「低血圧で朝起きるのがつらい」と

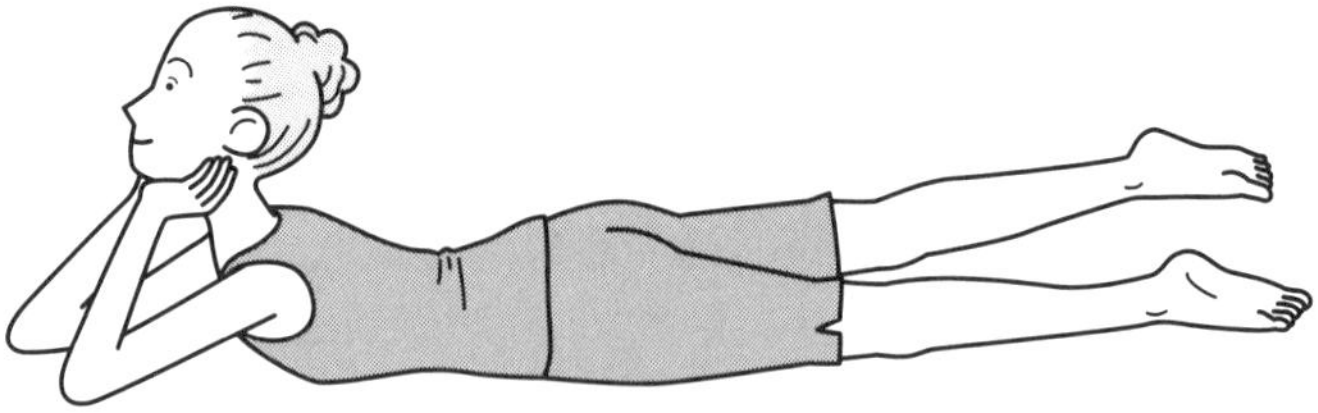

①うつぶせに寝て、両脚は肩幅ほどに開き、両手でほおづえをつく。腰に不安がある人は、ほおづえをつかなくてもよい

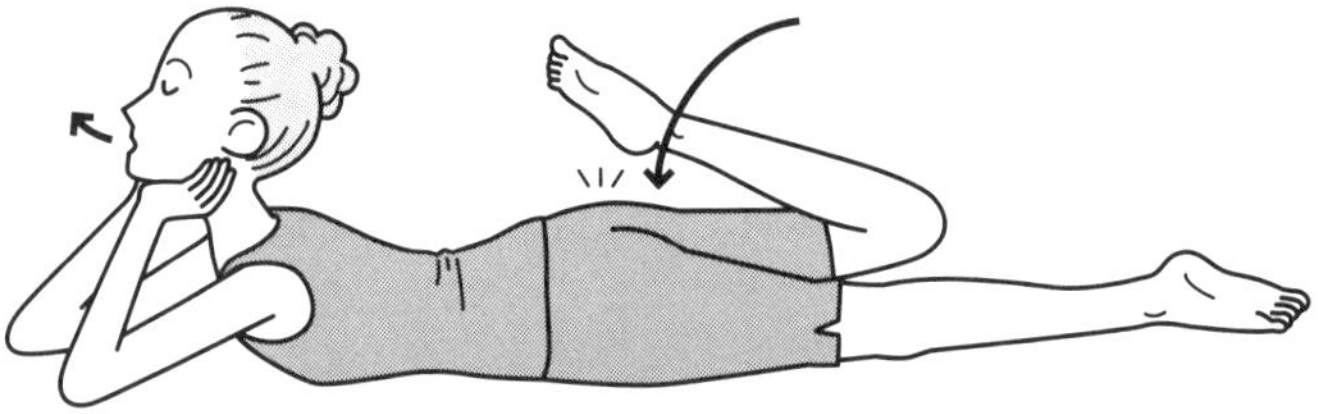

②息をふーっと吐きながら片足のかかとでおしりを勢いよくトンとたたく

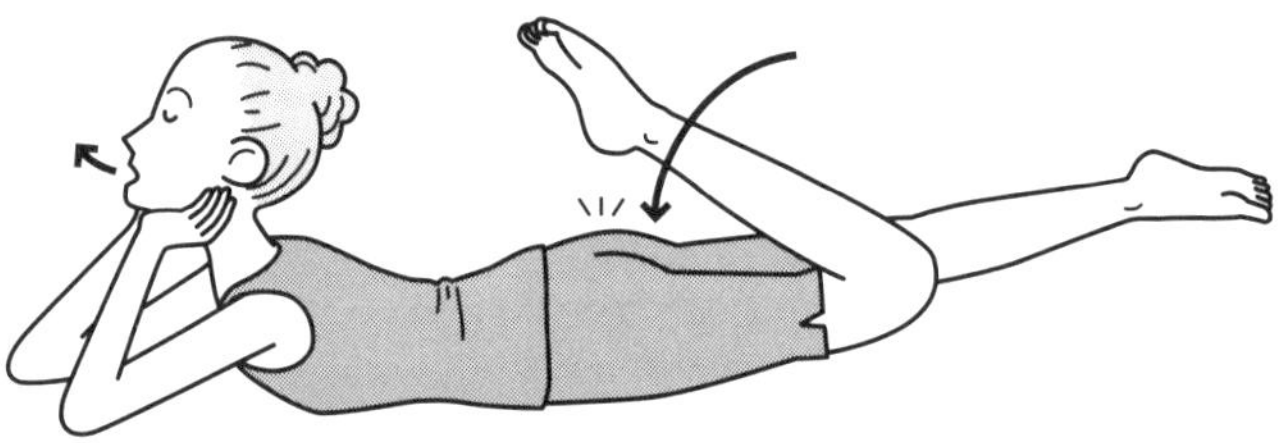

③同じように息をふーっと吐きながら、左右のかかとで交互に６回ずつおしりをたたく。最後に、たたきやすい足で３回たたいて終了

※１回だけ行う。トントンたたくペースは１秒に１回くらいがちょうどいい

図36　骨盤トントン体操

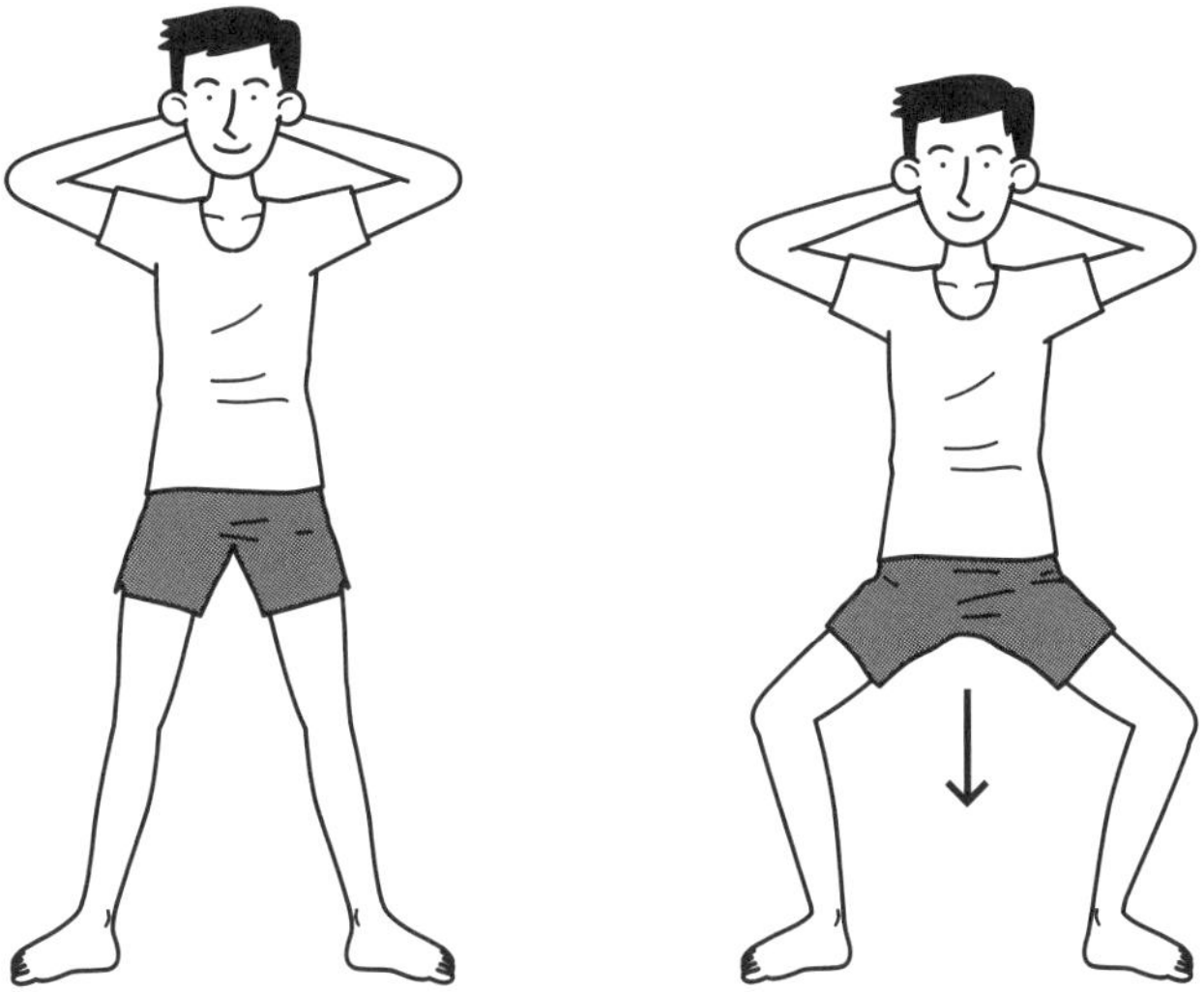

①脚を広く開いて立ち、つま先は外側に向ける

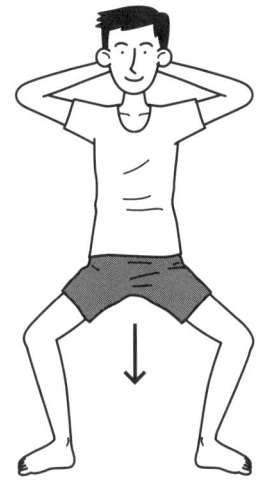

②ゆっくりと５秒かけてひざを曲げていき、ゆっくり５秒かけてもとの位置に戻す

＊曲げる深さは、自分のできる範囲でＯＫ。けっして無理はしないように

図37　しこふみ

いう方にとっては特効体操となるでしょう。この体操を実践した方々はみな口をそろえて「朝の目覚めがよくなった」とおっしゃいます。

骨盤の可動域を広げると、血圧が安定するだけでなく、垂《た》れたおしりが引きしまったり、お肌の調子もよくなるといった、女性にはとくにうれしい効果も期待できますよ。

また、しこふみは股関節をやわらかくし、内転筋《ないてんきん》を鍛えます。

心臓――すべての心疾患は関節をやわらかくして治す

手指・足指の柔軟体操のすすめ

ひとくちに「心臓病」といっても、狭心症や心臓肥大から心臓弁膜症《べんまくしょう》、心筋梗塞《こうそく》まで、いろいろありますが、心臓に疾患をもつ方々のからだには、いくつか共通する特徴があります。

第一は、総じて左の鼠蹊部と股関節、頸部、後頭部にコリがあること。ふくらはぎのコリも、右脚にある場合は肝臓ですが、左脚がこるときは心臓の問題が疑われます。**心臓疾患のある方はからだの左側が弱点となりやすい**ので、左側のけがには注意してください。

第二に、心臓や循環器《じゅんかんき》系に不調があると、関節が萎縮《いしゅく》して硬くなりがちです。たとえば、前屈、後屈がとてもやりにくい、手の指の間が広がらない、指がそりにくい、足首がそらないといったことが特徴になります。からだ全部の関節が動きにくくなっています。

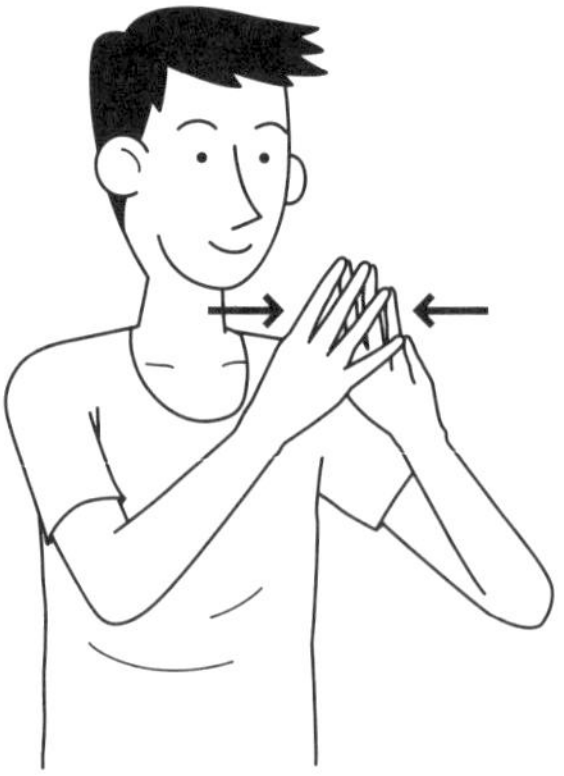

両手の指先を合わせ、全力で
10秒間押しあい、５秒間休
む。これを３回くり返す

図38　手指の柔軟体操

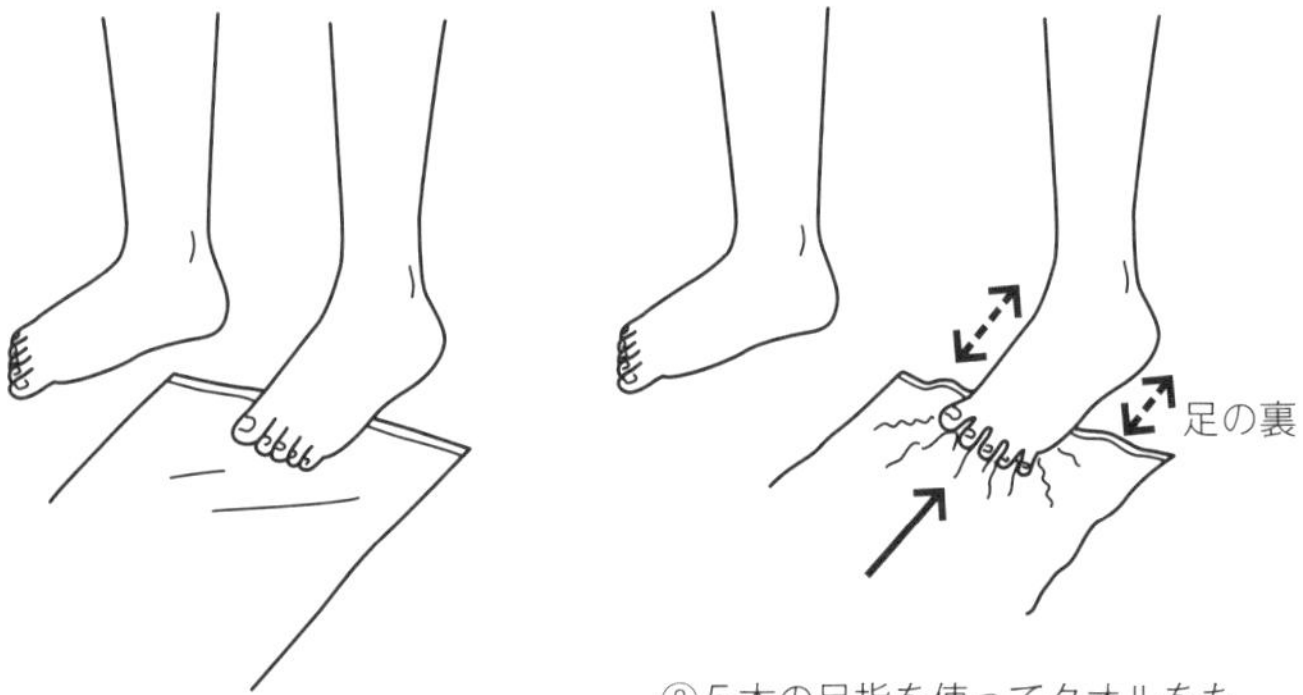

①床にタオルを広げ、足の指を
タオルに置くようにして立
つ。かかとは床につける

②５本の足指を使ってタオルをた
ぐり寄せる。寄せたタオルは土
踏まずの下にたまるようにす
る。次に反対の足で行う

＊５本の指すべてを使う。座って行ってもよい

図39　足指の柔軟体操

関節が硬くなれば血液やリンパ液の流れが弱くなり、からだのすみずみまで血が流れなくなります。

柔軟にすることは循環器系の病気の治療法として、必須条件です。

ここでは、手指と足指の柔軟体操（図38、図39）をご紹介しておきましょう。

両腕・両脚の長さをそろえる

第三に、脚を大きく開くことができません。そのため、血液の流れがよくありません。脚の筋肉の状態を改善して、開脚ができるようにしましょう。

血流をよくするためには、とくに内転筋の柔軟性が重要です。

この場合は、ただ歩いたり、脚を前後に動かすのではなく、**左右に開脚するストレッチ**をしてください。開脚ができるようになると血流が一気に回復しますし、老化防止にも効果があります。

狭心症や心筋梗塞、冠状動脈《かんじょう》異常など心臓に問題をかかえる方のからだの特徴として、もう一つあげられるのは、左右の腕や脚の長さが違うことです。

腕や脚の長さは、あおむけになって万歳をするように手脚を伸ばしてみればわかります。

長さが違うときは、そろえる体操をしてください。

短いほうの腕または脚をゆるやかに伸ばし、そのまま3呼吸待ってから、ゆるやかに戻します。

これを、長さがそろうまでくり返してください。毎日、整える習慣をつければ、かなり改善するはずです。

肝臓——肝臓の敵は飲酒より睡眠不足

「肝臓のくつろぎポーズ」でリラックス

肝臓は働きものの臓器で、一日24時間、ほとんど休むときがありません。かすかに力を抜けるのは睡眠中だけなのです。だから、「仕事や接待で忙しくて睡眠不足」などという状態が、肝臓の健康にはいちばんよくありません。

肝臓の大敵はお酒と思われがちですが、肝臓の悪い人の中には「私は宴会に出ても、お酒を飲まないのに……」という方がいらっしゃるはず。じつは飲酒そのものよりも、酒宴に参加するため寝不足気味になっていることのほうが問題なのです。

肝臓は「沈黙の臓器」といわれるとおり、とても我慢強い臓器です。でも、よく気をつけていれば、さまざまなサインを発していることに気づきます。

胸のつかえ、頭重《ずおも》、目の疲れ、足の冷え、胃の拡張感、横腹の張り、生理のトラブル、鼻血、痔《じ》、あざ、便の粘度《ねんど》が高まるといった異常、便秘、イライラ、眠りが浅い……。これらはすべて、肝炎、肝硬変、肝肥大、脂肪肝などの肝臓の病気に共通するサインです。

このようなサインに気づいたときは、睡眠状態をふり返り良質な睡眠づくりをしなければいけません。

また、右足のかかとがはれて感覚が鈍《にぶ》くなっていたり、薬指と小指の動きが悪くなっていたら、肝臓機能がかなり弱っています。足の裏が脂《あぶら》ぎっているのもよくないサインです。

これらのサインに気づいたら、また「肝臓が疲れている」と感じたら、すぐ5分間の「肝臓のくつろぎポーズ」（図40）をとりましょう。

加えて、「働きすぎではないか」と反省し、生活時間を見直してみましょう。

食事の内容も見直します。外食が多いと、どうしても肝臓に負担がかかってしまいます。焼き肉、てんぷらなどの油っぽい料理、甘い乳製品、食品添加物が大量に含まれる食品、白砂糖はできるだけ避けてください。

炭水化物を中心とした小食が肝臓にとっては養生食《ようじょうしょく》となります。そして、のんびり気分になりましょう。

そして「胸椎10番体操」（図41　138ページ）で肝臓の緊張をとり、ストレスも緩和《かんわ》させましょう。

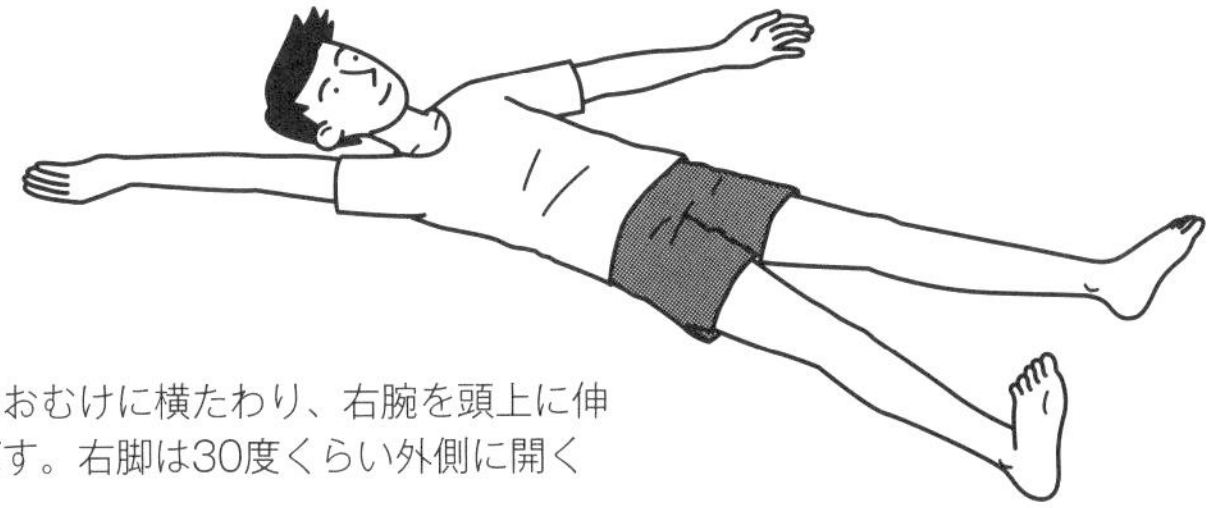

①あおむけに横たわり、右腕を頭上に伸ばす。右脚は30度くらい外側に開く

②大きく息を吸いながら、右足の裏を心もち内側に向け、つま先を手前に引くようにして、足首をそらす。同時に右腕を右ななめ上に伸ばし、手のひらを外側に向けてそらし、できるだけ我慢

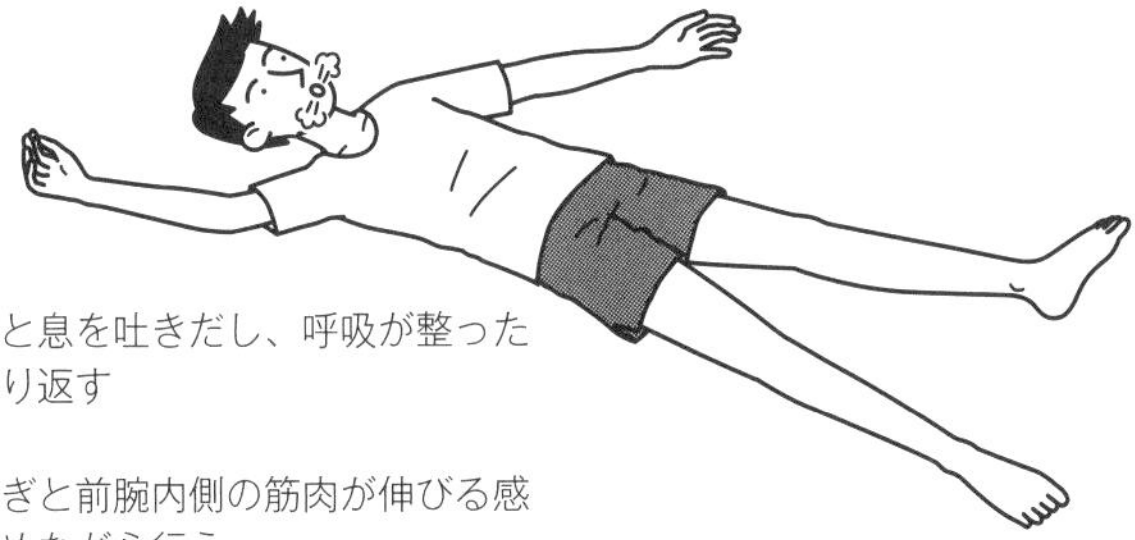

③ゆっくりと息を吐きだし、呼吸が整ったら３回くり返す

＊ふくらはぎと前腕内側の筋肉が伸びる感覚を確かめながら行う

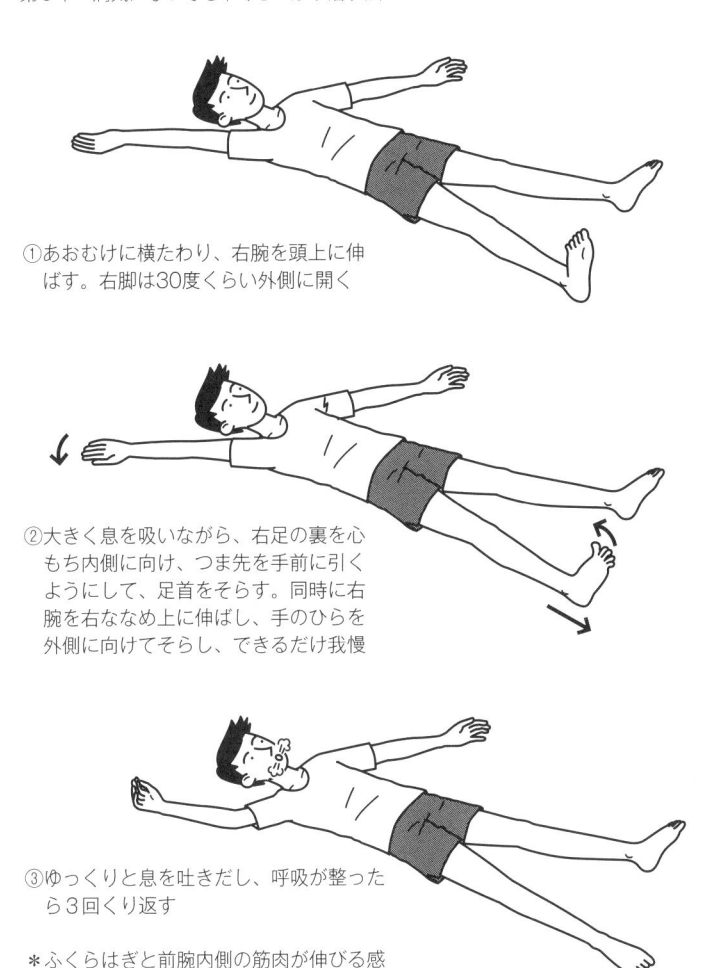

図40　肝臓のくつろぎポーズ

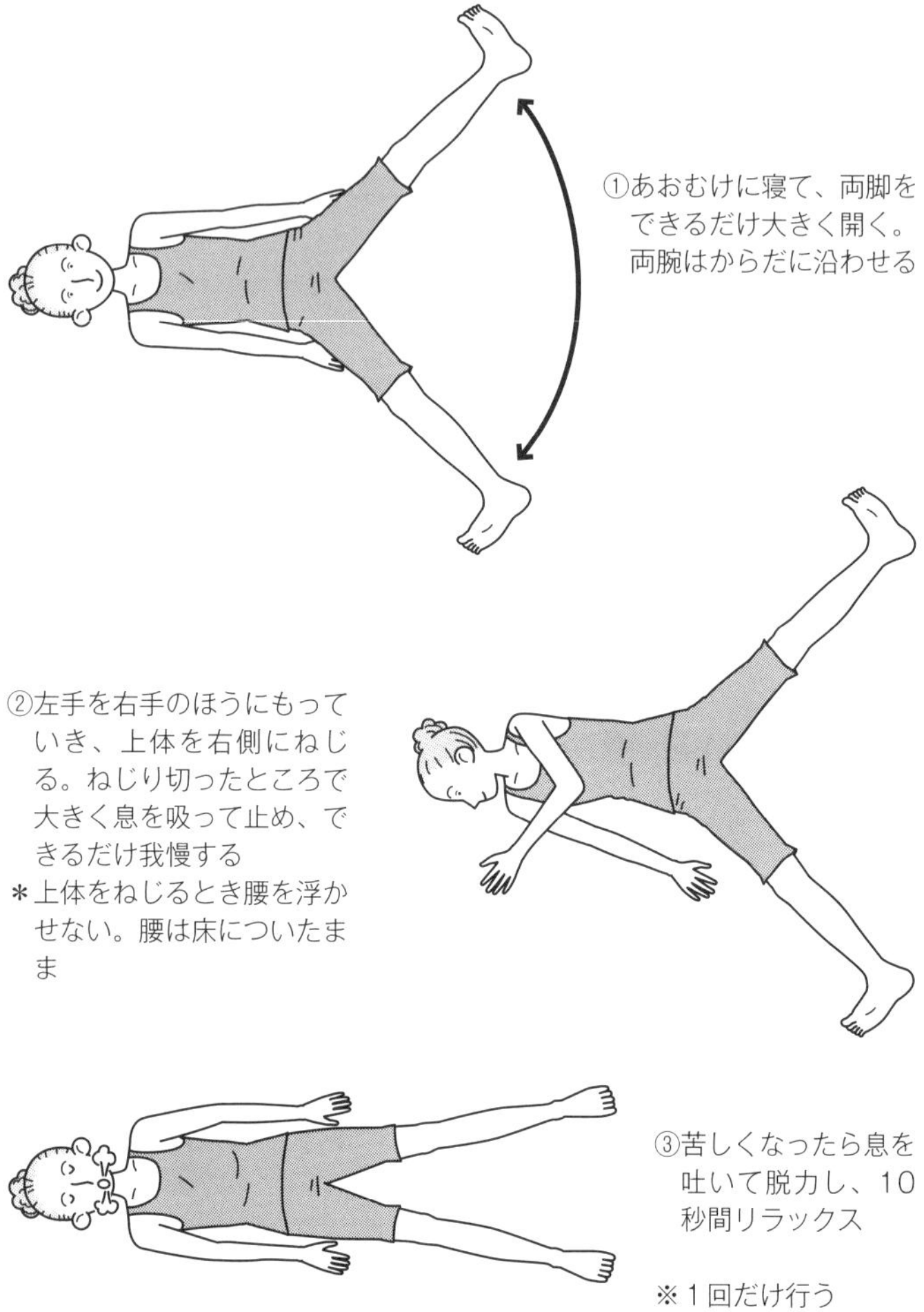
①あおむけに寝て、両脚をできるだけ大きく開く。両腕はからだに沿わせる
②左手を右手のほうにもっていき、上体を右側にねじる。ねじり切ったところで大きく息を吸って止め、できるだけ我慢する
＊上体をねじるとき腰を浮かせない。腰は床についたまま
③苦しくなったら息を吐いて脱力し、10秒間リラックス
※１回だけ行う

図41　胸椎10番体操

腎臓――腎臓が弱ると老化する

尿に変化が出る前のサイン

「肝腎要《かんじんかなめ》」の言葉もあるように、腎臓は肝臓と並んで非常に重要な臓器です。五行思想では精気を蓄《たくわ》え、供給するところと考えられています。

腎臓に関しては、「骨をつかさどり髄《ずい》をうむ、耳に開竅《かいきょう》し、その花は髪にあり」ともいわれます。

腎臓の状態は骨や骨髄、耳、歯、足腰の力、髪の艶《つや》などに影響するということ。さらに健忘、不眠、眩暈《めまい》なども腎臓が弱っているサインとなります。年をとると弱りがちな場所ばかりではありませんか？

つまり、腎機能こそはアンチエイジングのカギ。「老化する」ということは、「腎臓が弱る」こととイコールでもあるのです。

腎臓の疾患には、腎盂炎《じんうえん》、腎虚《じんきょ》、遊走腎《ゆうそうじん》、腎結石、ネフローゼなどいろいろありますが、共通する特徴は尿《にょう》に異常が生じること。コーラのような色になったり、赤くなったりするなど、見てすぐにわかりますから、すぐ病院へ行って診察を受けてください。

残尿感があるときも要注意。背中が猛烈に痛むときは、結石ができている可能性があります。

尿に変化が出る前のサイン、つまりはっきりした病気ではないけれど腎臓が弱っている状態で出るサインは、少しわかりにくいかもしれません。でも、日頃からからだの変化に気を配っていれば感じとれるはずです。

まず、サインの第一は、たとえば、**足をそろえてまっすぐ立ったつもりなのに、どちらかの足が少し前に出ている。**正座したら、片方のひざが前に出ている……。いずれも腰に回旋《かいせん》があるサインです。

また、**足の裏がぼてぼてに張ったり、**逆にシワが寄ってハリ感がなくなったりすることもあります。

「朝、起きると、足の裏がじんじんして歩けない」という人もいます。

おなかをさわると、**おへその左右に硬い筋状のものがある**のも特徴です。

冷たい風に当たるとかゆみや発疹《ほっしん》が出る「寒冷じんましん」も、腎臓の不調と考えます。

腰をふってねじれをとる

腎臓の弱りを感じたとき、まずなすべきは「冷えを抜く」ことです。入浴もいいでしょう、足湯もいいでしょう。あたたかい靴下をはくのもいい、腹巻きをするのもいい、お灸《きゅう》をすえるのもいい……、とにかく、からだを温《あたた》めてください。反対に、からだを冷やすような冷たいものを口にしてはいけません。

いろいろとからだを温める工夫し、腎臓の調子が上がってきたら、次は食事療法です。基本は「低カロリー、高たんぱく」。

腎臓が弱っていても、良質のたんぱく質である豆腐や鶏のささみ、魚などは安心して食べられます。

天然ミネラルを含む海藻や海の塩、カロテンの多いカボチャなどもいいでしょう。小豆《あずき》も意識して食べましょう。むくみや高血圧の治療食としても用いられる食品ですから、ときどき食べるだけでも腎臓を元気づけることができます。

逆に腎臓がいやがるのは、血を汚す食べものです。

とくに、白砂糖がたくさん入った甘いお菓子と動物性の脂肪は、極力、食べないようにしましょう。

水を飲みすぎるのもよくありません。腎臓の仕事は、血液を濾過《ろか》して老廃物《ろうはいぶつ》を排除することです。水を飲みすぎると、濾過しなければならない血液量が増え、腎臓によけいな負担をかけることになります。

「水は飲めば飲むほどからだにいい」とか「汗はたくさん流すほうがいい」などといわれますが、それはあくまでも健康で体力がある人の話。腎臓が弱っている場合は違います。飲みものとして摂取する水分は1日1リットルが限度と心得てください。

腎臓を元気にする体操としておすすめしたいのは、腰の回旋を改善する体操です。「ねじり体操」（95ページ）と「骨盤まわりをほぐす体操」（図42）がおすすめです。

腎臓に不調のある人は必ず左右どちらかの腸骨が前に出ていますから、まずは腰をふってねじれを改善しましょう。それだけでかなり血流が改善し、食事療法や服薬の効果が出やすくなるものです。

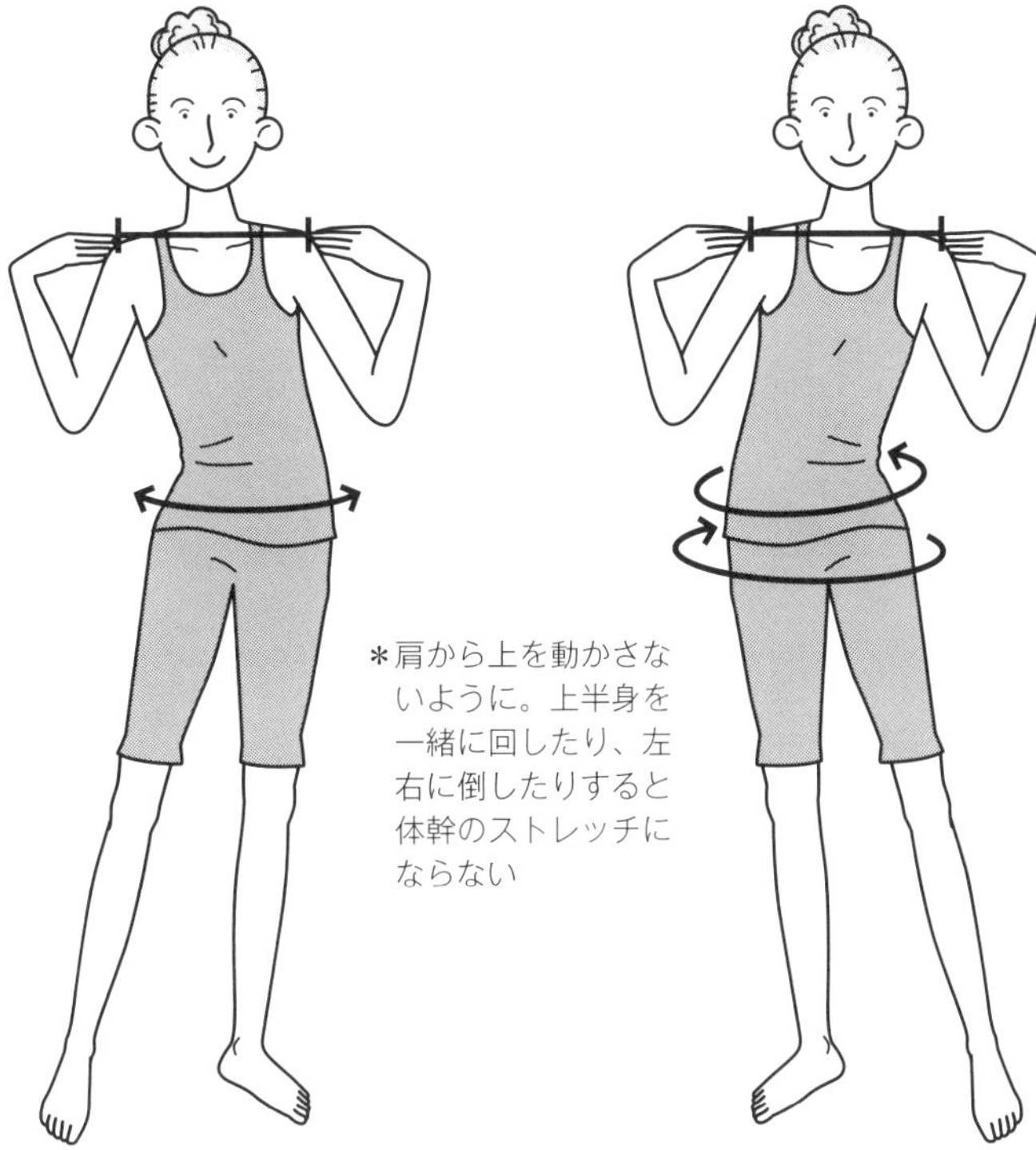

＊肩から上を動かさないように。上半身を一緒に回したり、左右に倒したりすると体幹のストレッチにならない

①脚を肩幅に開いて、まっすぐに立つ。両手を肩に当て、肩と顔の位置を動かさないよう意識しながら、骨盤をぐるぐる20回くらい回す

②肩のラインを固定したまま、腰を左右交互に20回くらいつきだす

図42　骨盤まわりをほぐす体操

泌尿器——骨盤のねじれと冷えをとる

ツボも活用する

泌尿器《ひにょうき》は、水分の調節と同時に老廃物を排泄《はいせつ》するはたらきをもつ腎臓から、尿管、膀胱《ぼうこう》、尿道と連なる尿路と生殖器全体になってきます。

男性、女性で臓器の形態が違うので、かかりやすい病気も違ってきます。膀胱炎を一度は経験した女性は多いと思います。男性は前立腺炎《ぜんりつせんえん》等。とくに50歳を過ぎると前立腺がんが急増するので注意が必要です。

これら泌尿器の病気では、総じて骨盤のねじれと冷えが大きな原因になっています。矯正するためには**「ねじり体操」**（95ページ）が必要です。

腰を左右につきだすように動かしたり、腰全体をぐるぐる回したりして**「骨盤まわりをほぐす体操」**（１４３ページ）も、ぜひ試してみてください。

はじめは動きがぎこちないように思えても、何度もくり返すうちにスムーズに動かせるようになり、骨盤だけでなく体幹までほぐれていきます。

とくに前立腺のケアには、鼠蹊部と恥骨まわりをほぐしておくことが大切です（図43）。

また、冷えに気をつけなければなりません。冷えをとるには、足首の保温をしっかりします。靴下の重ねばきなども心がけてください。

さらに、足のツボである「三陰交《さんいんこう》」（図44）から下をマッサージして暖かくしておくことが大切です。

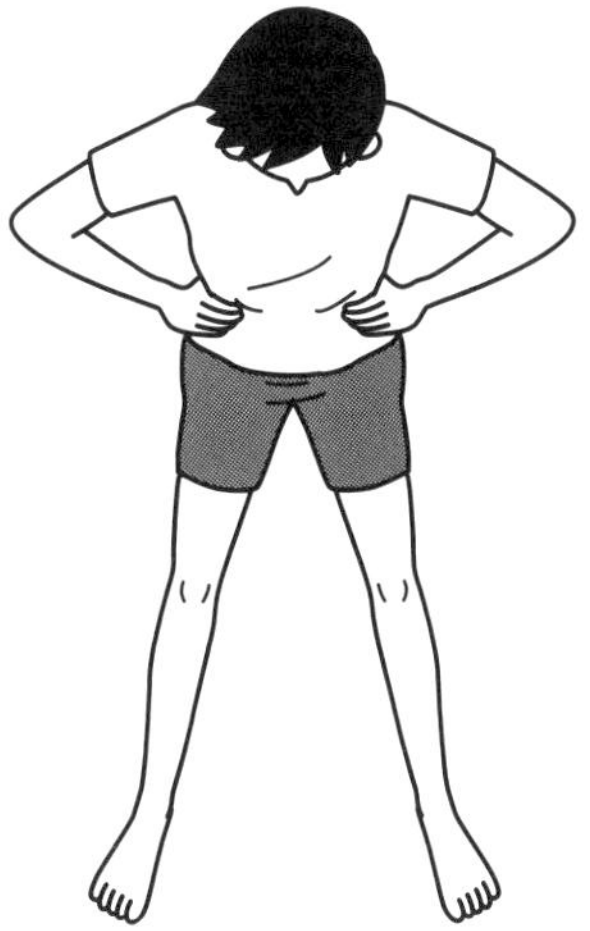

骨盤に手をあて、８秒かけて息を深く吸いこみながら骨盤をしぼりこむ。息を吸ったところで２秒息を止め、５秒でゆっくり息を吐きながらからだを起こす

図43　前立腺対策に

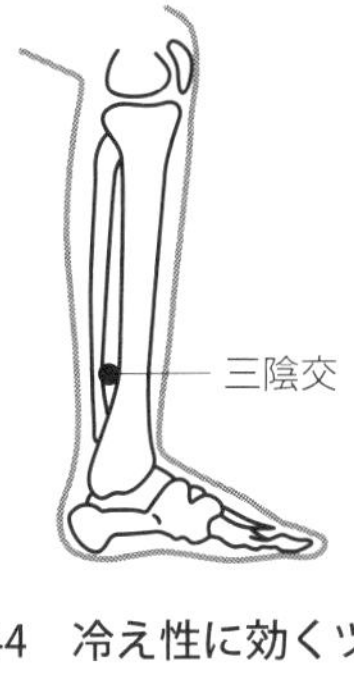

図44　冷え性に効くツボ

糖尿病――糖尿病の人が陥りやすい罠

ちょっとした発想転換を

病院で「糖尿病」と診断されて通院中のSさんが、「肩がこる」といって治療院にいらっしゃいました。糖尿病になると筋肉が弱るため、肩や首がこりやすくなります。脚、とくに右脚のふくらはぎがつったり、痛んだりするのも特徴です。そのため、身体均整法の治療院を訪れる方がたくさんいらっしゃいます。

側頭部《そくとうぶ》もこるようで、頭のマッサージを受けると楽になるため、床屋さんが大好きです。

糖尿病のサインとして他に覚えておきたいのは、**肩の肉が張って盛りあがり、首が短く見えること。**また、体調が悪いときは**滑舌《かつぜつ》が悪く、言葉がはっきり聞きとれなくなる**ので、身近な人にはすぐわかります。

糖尿病と診断されたら、食事療法と運動療法が治療の基本といわれます。とくに食事療法については病院でも細かく指導され、体重管理も厳しく行われることでしょう。

じつはそこにこそ、糖尿病の患者さんの陥《おちい》りやすい罠《わな》があります。糖尿病になりやすい人の性格的な特徴として、なんでも躍起《やっき》になりやすいことがあげられます。数がぴったり合うのが快感のようで、数字合わせや計算も大好きです。神経質なんでしょうね。カロリー計算が必要となれば、寝ても覚めてもカロリー計算。カロリーの数字のことばかり考えます。

ところが、ある時点で頭がいっぱいになると、突然、何もかもいやになって、すべてやめてしまう。そういう極端なところと神経質なところを併《あわ》せもっているのが、糖尿病の患者さんの特徴なのです。

Sさんもそういう方でした。「食事療法に挑戦しては、失敗」の連続です。ほぼ半年周期です。

Sさんに話をお聞きすると、「カロリー計算はきっちりやっていたのに、どうして効果が出ないのかわからない」と、ひどく不満げです。ところが、カロリー計算の話ばかりで、運動の話が少しも出てこないのですね。

そこで運動の話題に水を向けてみたら……案の定、Sさんは運動が嫌いでした。「運動なんかしたら、けがをするかもしれない」とか、「どこそこが痛くなったから」などと言いわけしては運動を避け、食事療法だけですまそうとしていたようです。

でも、からだを動かさず、カロリー計算で頭ばかり使っているようでは、何度、挑戦しても「どうどうめぐり」の罠にはまるだけ。もともと頭は使いすぎなのですから、からだをつくらなければいけません。

食事療法のほうはちょっと休むよう提案しました。むしろ、おいしいものを食べるために運動してみませんか……。ちょっとした発想の転換です。

Sさんは、毎朝、30分のスロージョギングをはじめることになりました。すると、どうでしょう。わずか1週間ほどで肉質が変わりはじめたのです。「ぽたぽた」だった二の腕の筋肉が、「ぽた……」くらいになりました。かなりの変化です。

この成果に気をよくしてか、あるいは朝の公園を走るのが気に入ったのかはわかりませんが、Sさんの朝のジョギングは立派に続いています。

糖尿病はいまも経過観察中ですが、くよくよ考えることが減り、とくに運動している最中はよけいなことを考えないから、とてもよい気分転換になるそうです。

筋力がつく効用は、くよくよ考えなくなることです。思考がどうどうめぐりするエネルギーが筋肉に行くのかもしれませんね。

目――眼球運動や眼筋トレーニングを

「飛蚊症」や眼精疲労にも効果的

Yさんは60代半ばを過ぎてもますますお元気で意気軒昂《けんこう》ですが、健康維持のために、月1回、治療院に通っていらっしゃいます。

そのYさんが、ある日、珍《めずら》しく落ちこんだ様子で現れました。目の中に蚊《か》が2匹飛んでいるみたいなので、眼科に行ったら、「老化だからしかたない」といわれたというのです。「飛蚊症《ひぶんしょう》」でした。老化がはじまる頃、発症しやすい目の不調です。眼球の硝子体《しょうしたい》に生じた濁《にご》りや汚れが網膜《もうまく》に影を映し、目の前を蚊が飛んでいるように見えます。糸くずが浮遊しているように見えることもあります。

網膜剥離《もうまくはくり》の初期症状という可能性もありますが、多くの場合は老眼と同様、眼球周辺の筋肉の衰《おとろ》えが原因です。眼科へ行けば、Yさんと同じように「よくある老化現象」といわれるでしょう。

筋肉の衰えが原因なら、筋肉を鍛えることで、ある程度は改善します。**「頸椎《けいつい》2番体操」**（図45）**と目の運動法「眼筋トレーニング」**（図46　152ページ）を試してください。

頸椎2番は、上頸神経節という交感神経の中継所を通して眼球とつながっています。だから、頸椎2番のゆがみをとれば、交感神経が鎮《しず》まり、目の緊張もやわらぐのです。

加えて、**眼球や眼窩《がんか》の縁《ふち》をゆっくり圧迫してみましょう。目をきょろきょろ動かしたり、遠くを見たりといった眼球運動も効果的です。**

いずれも、眼精疲労やドライアイ、仮性近視の改善、老眼防止にもおすすめです。

Yさんにも、頸椎2番体操と目の運動法をおすすめしました。その後の様子をお聞きしてみると、気がついたときにやってみる程度らしいのですが、目がかすまず楽な日が多くなったとのこと。飛蚊症の「蚊」も2週間程度でいなくなったと喜んでいらっしゃいました。

ちなみに漢方でいうと、飛蚊症は腎の弱りが原因です。生命力の源である腎臓が老化によって弱るのは確かですが、下肢の血流をよくして温めれば、目の老化の進行を、ある程度、くい止めることができそうです。

なお、頸椎2番体操や眼筋トレーニングは目の病気や不調全般に有効です。

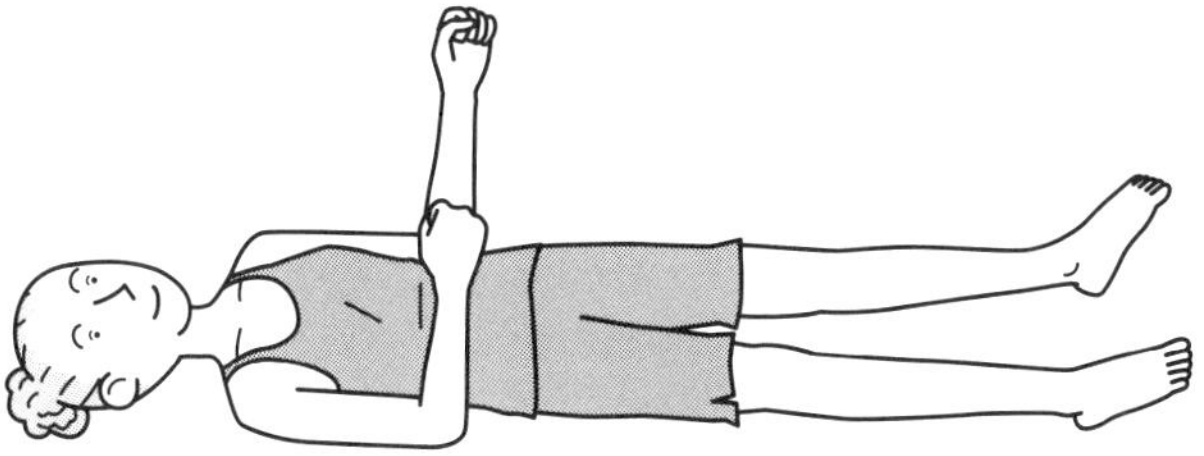

①あおむけに寝て、両脚を肩幅に開く。両腕は、ひじを脇につけたまま直角に曲げる
＊後頭部とひじでからだ全体を支えるような気持ちで

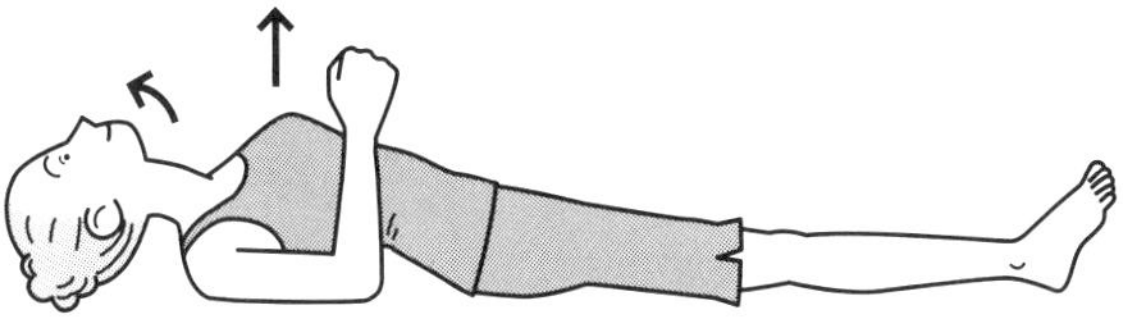

②大きく息を吸いながら胸を張り、肩甲骨を寄せてあごをつきだし、できるだけ我慢

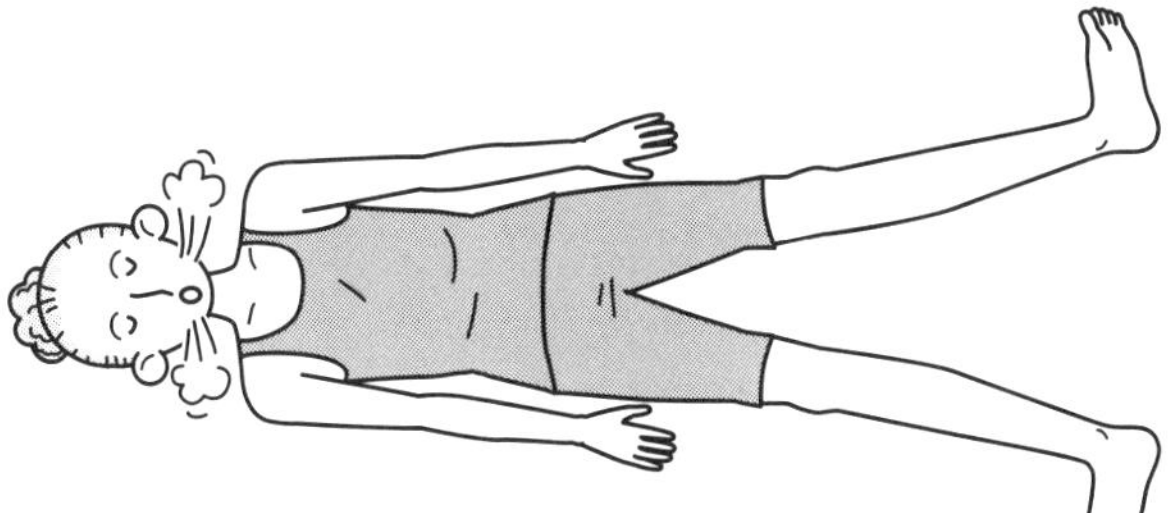

③息が苦しくなったら一気に吐きだして脱力し、10秒間リラックス

※１回だけ行う

図45　頸椎２番体操

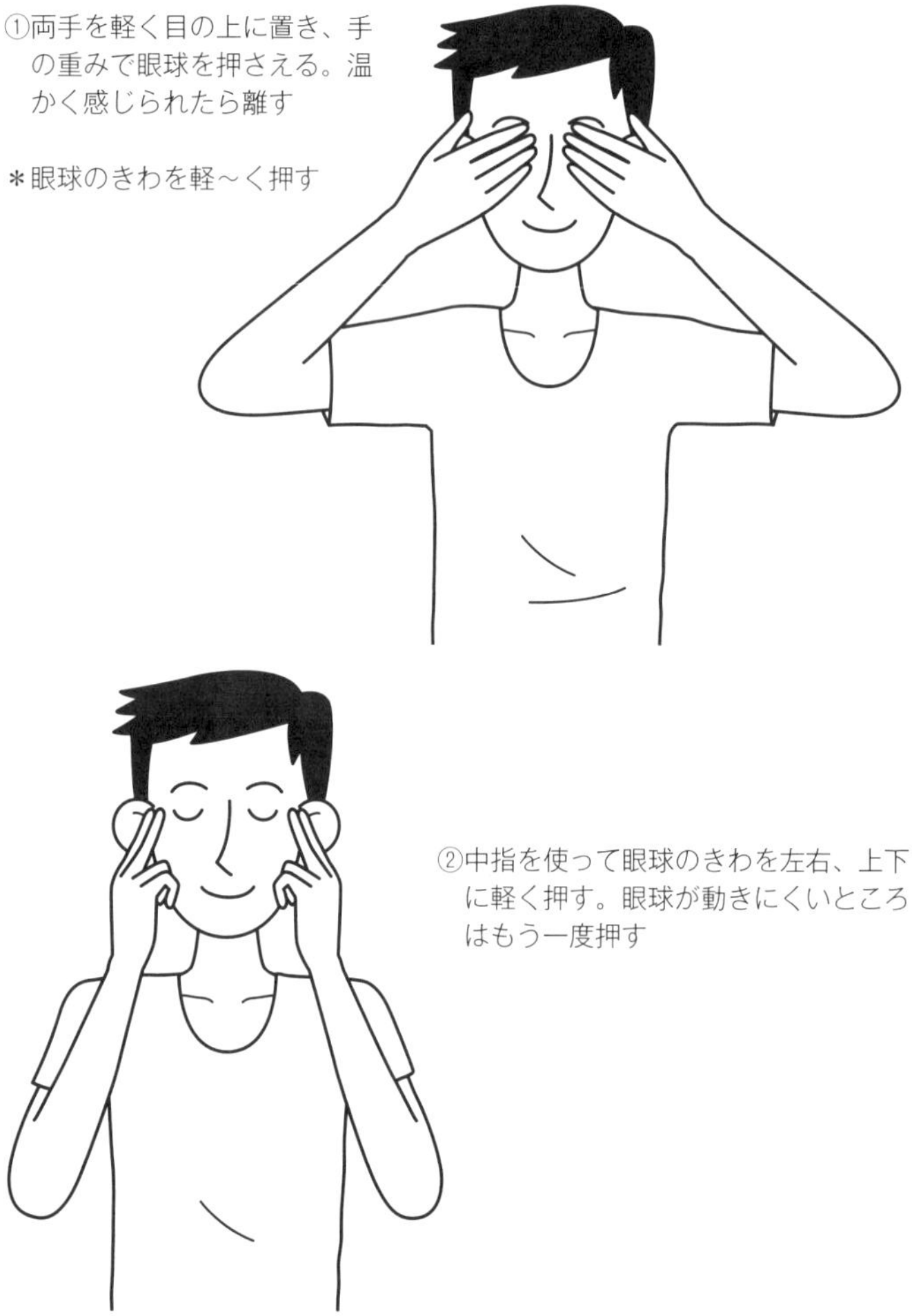
①両手を軽く目の上に置き、手の重みで眼球を押さえる。温かく感じられたら離す
＊眼球のきわを軽～く押す
②中指を使って眼球のきわを左右、上下に軽く押す。眼球が動きにくいところはもう一度押す

図46　眼筋トレーニング

がん——発症がわかったときにすべきこと

がんは生活習慣病と思え

「がん」と宣告されれば、誰だってショックなものです。どんなに小さながんでも、どんなに初期のがんでも、やっぱり正直……怖い。

でも、ご存じですか？　人間のからだの中では、毎日およそ1万個ものがん細胞が生まれているといいます。それらが発症しないよう抑えてくれているのが、リンパ球。私たちのからだが生まれながらにして備《そな》えている免疫力は、じつはどんな薬より有効なのです。

それでもがんになってしまうのは、免疫力が弱っている証拠です。ほんとうは、がんになったことより、免疫力の低下こそを恐れるべきでしょう。ただし、恐怖は免疫力を大幅に低下させますから、怖がりすぎてもいけません。

いまや、がんも不治の病《やまい》ではないのです。「がん」と診断されたら、事態を冷静に受けとめて、できるだけ早期治療に専念することです。

ただし、医療にばかり頼るのではなく、自分でリンパ球を増やして免疫力を高める生活を心がけてください。**がんは「生活を見直せ」という警告**だからです。

がんが他の病気と大きく違う点の一つに「再発」があります。手術なり、化学療法なりで治療がすんだから、それで安心というわけにはいきません。

そもそもがんが発症したということは、免疫力を下げる暮らしをしていた結果ですから、同じ生活を続けるのはとても危険。生活全体を見直し、改善していかなければ、がんが再発する危険が高いと考えるべきでしょう。がんは「生活習慣病」と思うべきです。

日常生活上の問題点でいちばんに考えられるのは、心のストレスです。

病気になる前は、必ず悩みごとや心配ごとがあってストレスがたまっているもの。家族のこと、仕事のこと、近隣のこと、恋愛のこと、自分ではストレスと思っていないたわいのないことだったり……。

人にいうには恥《は》ずかしいような問題かもしれません。でも、重要なのは問題の内容よりも心のもち方です。気にしすぎてくよくよしたり、内向きになってしまうことがいけないのです。

ストレスがたまっているように感じたら、何が問題なのかを思い返して、気にかからないようにする方法がないかを考えてみる、考え方が偏《かたよ》っていないかをふり返ってみる……

そういう「心の断舎利」が必要かもしれませんね。

病気というものは、気持ちが前向きでいきいきしていれば、意外にはね返せるものです。

病気は、私たちがいきいきしていられない瞬間や隙間を狙《ねら》って巣食うものだからです。

ちょっとくらい心配ごとがあっても、朝起きたときには気分が澄んでいる。そんな日々を生きていたいものですね。

がんと闘うために必要な基礎体力

がんと闘うためにまず必要なものは基礎体力です。がんと診断されたら、何はともあれ基礎体力を失わない努力をしなければなりません。

基礎体力を維持するうえで大きな役割を果たすものが筋力です。

私たちの体内には、毛細血管が網の目のように張りめぐらされています。また、免疫機能に関わるリンパ液の通り道であるリンパ管も、血管と同じように全身を走っています。

では、血液やリンパ液の運搬を担当しているのは何でしょう。じつは、それも筋肉なのです。

体温を上げるのも筋肉です。生命の糧《かて》を体内に取り入れる消化器官も筋肉でできていま
す。そもそも、臓器や器官のすべてを筋肉が動かしているのです。
私たちは動くことで生かされているのだと、あらためて実感させられます。
年をとる、体力がなくなる、病気になる……。これらはすべて、筋肉の衰えと一緒に進
行します。筋肉を動かせなくなるからです。私たちが健康で、いきいきと暮らすためには、
筋肉を動かし続けなければいけません。
ましてやがん治療は、病原であるがん細胞を攻撃するため、自分自身のからだも傷つけ
てしまう。抗がん剤治療を受けている方のからだを拝見すると、私はいつも驚かされます。
筋肉量がひどく落ちているためです。入院中の運動不足もありましょうが、治療自体の負
担も相当なものだと想像できます。
がんの化学治療は苦しいことで知られていますが、体力も筋力も抵抗力も奪います。ス
テロイドの投薬などを受ければ、そのとたんに筋肉はストーンと落ちてしまうのです。
基礎体力が低下してしまったら、せっかく化学療法が成功して、がん細胞を撲滅《ぼくめつ》できた
としても、健康を回復することができません。そんなことにならないよう、たとえ苦しい
治療の最中でも、筋トレをして基礎体力を維持していきましょう。

もちろん「筋トレ」といっても、病《や》んだからだに鞭打《むちう》ってまでがんばる必要はありません。筋肉ムキムキのからだをつくるのが目的ではないのです。そんなことをすれば筋肉が硬くなるばかりで、かえって悪影響が出てきます。

がん細胞に打ち勝つための体力や抵抗力、つらい抗がん剤治療に耐える基礎体力をつけるために行うのですから、当面の目標は「リンパ液と血液をスムーズに流す」こと。腹筋体操なんてできなくていいのです。

まずは、**家の中でこまごま動くこと、たらたら歩き続けること、手を動かすこと、脚を動かすこと……。それで十分です。**

とにかく「動く」ことを基本に、できる範囲で無理のない運動を組み立てましょう。

入院中や寝たきりになったとき

からだに病気との闘いを知らせる

手術直後など病院のベッドで寝たきりだったり、抗がん剤の副作用などで起きあがることもできない日には、歩くのもむずかしいかもしれません。

それでも、できることはあります。

本書の最後に、ベッドに横たわったままでもできる簡単な運動をいくつかご紹介しましょう。

ほんのちょっと手足の指先を動かすだけでも、その瞬間、筋肉が確実に動いて血液やリンパ液を押し流そうとしていること、私たちのからだが本来もっている抵抗力を高めて、病気との闘いをはじめようとしていることを感じとってください。

抵抗力を高める4つの運動

●手を握る
①柔らかい軟式ボール状のものをつかんでしっかり握る。片手で100回ずつやってみる
②1個ができるようになったら、ゴルフボール2個、あるいはクルミ2個を手の中で転がして握る。やはり100回ずつやってみる

●合掌する
①「合掌《がっしょう》する」ように両手のひらを合わせ、力を入れて押しあう
②合掌したまま、二の腕、肩まで力が入るよう、ひじを肩の高さまで上げていく。力を入れたまま、5呼吸する間、キープする。3回を1セットとして一日に何度でも行う

●寝たまま足首をそらす
①あおむけに寝たまま、足をゆっくりそらす
②次に足をゆっくり伸ばす。左右交互に10回ずつ行う

●脚をもちあげる

①ひざを伸ばしたまま、片脚ずつゆっくり20センチくらい上げて10数える

②10数えたらゆっくり下ろす。左右交互に10回ずつ行う

おわりに——健康への近道はここにある

私たちが「からだの声」を聴《き》けなくなってどのくらいになったのでしょう。

50年くらい前までは、体調が悪いと、おばあちゃんや近所のおばさんがどうすればいいか教えてくれていたような気がします。

頭が痛いときは梅干しをこめかみに貼《は》る、やけどにはアロエ、歩き疲れたら脚のツボ「足三里《あしさんり》」にお灸《きゅう》、乳腺炎《にゅうせんえん》にはツワブキの汁、風邪のひきはじめには卵酒……。あの頃はまだ十分な医療を受ける環境がなかったということなのですね。

現代の医療の発達による恩恵は計り知れません。でも、医療に甘えるばかりで、自分で治《なお》る力を置き去りにしてしまったように思えるのです。検査の数値にばかり気をとられて、からだの声を聴く習慣を失ってしまったのかもしれません。

熱があれば、解熱剤《げねつざい》を飲めばいい。ところが、解熱剤がいつでも簡単に手に入るものだから、その熱がどういう熱なのか、風邪のひきはじめなのか、それも冷えが入っているのか、食べすぎによる熱なのか、どこかに炎症はできていないか等々、考えなくなってしまっていませんか。

いますぐ熱を冷ますために薬で抑えこむ必要があるか、それともしばらく休んで頭を冷やす程度でいいのか、専門知識はなくてもその程度の判断はできるはずなのに、判断しようともしない。そんなふうにして、からだの声に耳をふさいで暮らしている方が多くなっているように感じられてなりません。

私たちのからだには生まれながらにして「治る力」が備《そな》わっています。からだが丈夫で、健康であれば、本来、予防接種なんか必要ありません。

治る力は、育てないと消えてしまいます。育てなければいけません。その病気や不調は自分の力で治せる範囲内のものなのか、薬に頼らなければいけないのかをつねに考えてください。

からだの声に耳を傾け、できうる限り自力で克服する習慣をつけましょう。

とくに、子育て中のお母さんにお願いしたいのです。子どもには、できるだけ風邪などの病気を防ぐのではなく、通過させる体験をさせてあげてください。

丈夫なからだに育つためには、絶対に必要なことです。風邪をひかせて、きちんと熱を出せるからだにしておかないと、成長するにつれて過敏なアレルギー体質になってしまいます。

残念なことに、過保護なからだは確実に増えています。たとえば、昭和初期に生まれた方々と比べ、現在20代の人たちのからだは弱くなっています。とくに足腰が弱いことは誰でも感じていますよね。

最大の特徴は筋肉の張りがないことだと、私は思っています。大量生産されたブロイラーの鶏肉と同じなのです。

「昔の鶏肉のほうがおいしかった」と感じている方は大勢いらっしゃるでしょう。あたりまえです。昔の鶏は庭や畑に放し飼いで、元気に走り回りながら雑草や虫をついばんでいました。狭いケージに閉じこめられ、添加剤だらけの配合飼料《しりょう》を与えられて育つブロイラーとは違いました。

牛の腸なども「以前は引っぱってごしごし洗えたが、いまは引っぱると切れてしまう」と、これは焼き肉屋さんで耳にした話。ブロイラーと同じように、牛や豚も過保護に育てられているのでしょう。

同じことが人間でも起こっているのです。おそらく、最大の原因は食べもの。次は薬でしょう。

日本は世界に冠《かん》たる長寿の国です。女性の平均寿命は85歳を超え、男性も80歳近くです。この数字だけを見ればすばらしいことのようです。でも、肝心なのは、死なないことではなく、どう生きるかです。

私たちは、いまのままの暮らし方で、ほんとうに平均寿命まで満ち足りた人生を生きられるのでしょうか。

ころりと死にたいという方が増えてきましたが、ころりと死ぬには体力と気力が必要です。自分で死に方を考え、準備をしましょう。

この本を通じて私がいちばん主張したかったのは、「姿形を直せば、病気を克服できる」ということです。

胃弱を改善するには、歩き方を変えるだけでできます。気分が落ちこむときは、万歳をして上を向けば少し気分が高揚します。それが万歳の姿勢です。

よく「日本人は姿形から入る」といわれますが、たしかにお経《きょう》を読むときは正座から入ります。お経は、けっして寝転んだままでは読めません。納得です。

ただし、誤解しないでくださいね。「姿勢」も「姿形」も見た目だけの問題ではありません。体幹《たいかん》のありようが大切なのです。

手先だけを使っているように見えても、じつは体幹をいかに使うかにかかっている仕事がたくさんあります。楽器の演奏者、声楽科、彫刻家……、みなさん、体幹の使い方がいかに重要かをよくわかっていらっしゃいます。だから、私たちの治療院にはそういう仕事をしている方々が大勢いらっしゃいます。

「自分の仕事は関係ないから」なんていって、逃げてはいけません。健康で長生きするためにも、姿形は重要です。論より証拠、長寿の方はみなさん体幹がしっかりしています。

体幹がすっきり伸びた人でも、病気にかかりそうになると、からだがゆがみます。でも、ゆがみ方を知っていれば、どこがどう弱っているかがわかります。

身体均整法には「観歪法《かんぷほう》」という技法があり、からだのゆがみと疾病《しっぺい》の関係を研究しています。からだの声が聞こえにくくなったあなたにこそ、身体均整法の考え方を知っていただきたいと思うのです。

いまの時代、ストレスの種は尽きません。毎日のようにからだの不調を感じ、病気の不安や悩みをかかえている方がいくらでもいらっしゃいます。

でも、医療に頼る前に、自身の免疫力《めんえきりょく》を高めることを考えてみましょう。薬を飲むのは楽ですし、効果もすぐに表れます。でも、そんなに甘えてばかりでいいのですか？

薬は最終手段なのです。最後の最後に頼るべきものです。それまでは、もっともっと自分のからだを使いましょう。せめて風邪や便秘、頭痛ぐらいは自分の力で治しましょう。

できれば、もう一歩進んで、いまの自分のからだを、風邪をひきにくいからだに、便秘と無《む》縁《えん》なからだに、頭痛にならないからだに変えていきましょう。それこそ、薬にはできない仕事です。自分のからだは、自分の力で変える以外にありません。

「治る力」を強くすること、不調や病気を遠ざけられるからだをつくること。それは、私たちが自分で考え、自分で欲して、自分の力で実現できることなのです。

著者略歴

福岡県に生まれる。アピア均整院院長。身体均整師会支部理事。身体均整法学園で身体均整法を学び、東京・高田馬場に治療院を開業。ストレスや不調をかかえる多くの人々と日々向きあい、高い治療実績をあげている。

著書には『1日1分！ 骨盤ゴロ寝ダイエット』『1日1分！ くびれ美尻ダイエット』（以上、世界文化社）、『ラクちん骨盤・背骨のゆがみ直し健康法』（PHP研究所）、『15秒骨盤均整ダイエット』（静山社文庫）などがある。

「治《なお》る力《ちから》」をグッと強《つよ》くする本《ほん》
――疲労感《ひろうかん》・痛《いた》みは隠《かく》れた病気《びょうき》のサイン

二〇一三年一一月一〇日　第一刷発行

著者　松岡博子《まつおかひろこ》
発行者　古屋信吾
発行所　株式会社さくら舎　http://www.sakurasha.com
東京都千代田区富士見一-二-一一　〒一〇二-〇〇七一
電話　営業　〇三-五二一一-六五三三　FAX　〇三-五二一一-六四八一
編集　〇三-五二一一-六四八〇
振替　〇〇一九〇-八-四〇二〇六〇

装丁　アルビレオ
本文イラスト　久保久男
本文組版・図版　朝日メディアインターナショナル株式会社
印刷・製本　中央精版印刷株式会社

ISBN978-4-906732-55-5